Heilmittel Nikotin

-

Gamechanger in der Medizin und gegen Long COVID!

AF209058

Niclas Seiters

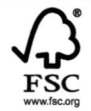

Heilmittel Nikotin -

Gamechanger in der Medizin und gegen Long COVID!

Niclas Seiters

© 2025 – Niclas Seiters

Verlag: BoD · Books on Demand GmbH
Überseering 33, 22297 Hamburg
bod@bod.de
Druck: Libri Plureos GmbH
Friedensallee 273, 22763 Hamburg

Bibliografische Information der Deutschen Nationalbibliothek: Die Deutsche Nationalbibliothek verzeichnet diese Publikation in der Deutschen Nationalbibliografie; detaillierte bibliografische Daten sind im Internet über dnb.de abrufbar.

ISBN: 978-3-8192-4649-4

Haftungsausschluss

Die in diesem Buch enthaltenen Informationen dienen ausschließlich der allgemeinen Information und dem Erkenntnisgewinn. Sie erheben keinen Anspruch auf Vollständigkeit und ersetzen in keiner Weise die professionelle Beratung, Diagnose oder Behandlung durch einen approbierten Arzt, Apotheker oder einen anderen qualifizierten Gesundheitsdienstleister.

Die hier dargestellten Forschungsergebnisse und Therapieansätze, insbesondere im Hinblick auf die Anwendung von Nikotin, basieren auf dem aktuellen Stand der Wissenschaft und beziehen sich auf kontrollierte Studien und Fachpublikationen. Sie sind als Diskussionsgrundlage gedacht und stellen keine Empfehlung zur Selbstbehandlung dar.

Jegliche Anwendung der in diesem Buch beschriebenen Informationen erfolgt auf eigene Verantwortung und eigenes Risiko.

Der Autor übernimmt keine Haftung für Schäden oder negative Auswirkungen, die direkt oder indirekt aus der Anwendung, Umsetzung oder dem Vertrauen auf die in diesem Buch dargestellten Informationen resultieren. Dies gilt insbesondere für:

- Gesundheitliche Schäden oder Beschwerden
- Fehlentscheidungen im Zusammenhang mit der eigenen Gesundheit
- Unterlassung notwendiger medizinischer Behandlungen

Leserinnen und Leser werden ausdrücklich dazu aufgefordert, bei gesundheitlichen Fragen oder Beschwerden stets einen Arzt oder anderen qualifizierten Gesundheitsdienstleister zu konsultieren. Die Inhalte dieses Buches dürfen nicht dazu verwendet werden, eigenständig Diagnosen zu stellen oder Behandlungen zu beginnen, zu verändern oder abzubrechen.

Es wird darauf hingewiesen, dass die in diesem Buch beschriebenen Anwendungsgebiete von Nikotin teilweise noch experimentellen Charakter haben und nicht von allen medizinischen Fachgesellschaften anerkannt sind. Die Wirksamkeit und Sicherheit der Nikotintherapie ist in vielen Bereichen noch Gegenstand der Forschung.

Der Autor übernimmt keine Gewähr für die Aktualität, Korrektheit und Vollständigkeit der in diesem Buch enthaltenen Informationen. Änderungen und Irrtümer sind vorbehalten.

Mit dem Lesen dieses Buches erklärst Du Dich mit den Bedingungen dieses Haftungsausschlusses einverstanden.

Inhaltsverzeichnis

Vorwort

In einer Welt, in der Nikotin als Inbegriff des Schädlichen und Süchtigmachenden allseits bekannt ist, mag es zunächst überraschend, wenn nicht gar provokant erscheinen, von seinen therapeutischen Potenzialen sprechen zu wollen.

Doch die Wissenschaft zeichnet ein differenzierteres Bild: Jenseits der Rauchschwaden und abseits der Tabakfelder der einschlägigen Konzerne offenbart sich Nikotin als faszinierender Wirkstoff mit vielversprechenden medizinischen Anwendungsmöglichkeiten. Die bisherigen Forschungsergebnisse lassen hellhörig werden und erahnen, dass Nikotin womöglich ein weitläufig unterschätztes Heilpotenzial aufweist, welches die moderne Medizin an entscheidenden Stellen bereichern könnte.

In diesem Buch werden wir einen Blick hinter die Kulissen der Nikotinforschung werfen und einige bemerkenswerte Beispiele beleuchten, die zeigen, wie dieses oft verteufelte Molekül bei der Behandlung verschiedener Erkrankungen neue Hoffnung weckt. Von neurodegenerativen Leiden bis hin zu entzündlichen Darmerkrankungen oder psychiatrischen Problemen – die Bandbreite möglicher Einsatzgebiete ist erstaunlich vielfältig und unsere Sichtweise auf Nikotin könnte sich schon bald grundlegend verändern.

Lass uns gemeinsam erkunden, wie Nikotin, richtig eingesetzt und dosiert, nicht nur seine Dämonisierung hinter sich lassen, sondern zu einer wertvollen Bereicherung in der Therapie moderner Zivilisationskrankheiten werden könnte. Es ist an der Zeit, unseren Blick zu erweitern und Nikotin in einem neuen

Licht zu betrachten. Nämlich als potenzielles Werkzeug im Dienste der Gesundheit von Millionen Menschen weltweit.

Als ich anfing zu diesem Buch zu recherchieren, hatte ich schon seit einigen Jahren Meldungen über positive Wirkungen von Nikotin bei verschiedenen Leiden zur Kenntnis genommen.
Jedoch hatte ich keine Vorstellung davon, wie weitreichend und vielfältig die Anwendungsmöglichkeiten von Nikotin tatsächlich sind und wie lange in der Forschung bereits auf dieses Potenzial hingewiesen wird. Was mich besonders fasziniert, sind die wissenschaftlichen Ergebnisse im Hinblick auf die Behandlung von »Corona« (SARS-CoV-2) und entsprechenden langfristigen Folgen, auch bekannt als »Long Covid«. Gerade in diesem Thema sind die Heil-

wirkungen besonders gut belegt und die Anwendung von Nikotin als erfolgreiches Therapeutikum gegen Long Covid durch stichhaltige Forschungsergebnisse gestützt.

Ich hatte selbst über die letzten Jahre mehrere Fälle von Long Covid miterlebt oder davon erfahren und vernahm auch die typischen Klagen über nicht anschlagende Therapieversuche, nebenwirkungsreiche medikamentöse Behandlungen und die unterschiedlichen, teils mysteriösen Beschwerden, welche einfach nicht aufhören wollten.

Auf Grund weiterer Vorfälle dieser Art in den letzten Monaten entschloss ich mich, nach Antworten zu suchen und wertvolle Informationen zu diesem Thema in Buchform zusammenzufassen.

Tatsächlich ist der Durchbruch hinsichtlich der Behandlung von Long Covid endlich gelungen, worauf ich im letzten Teil des Buches genauer eingehen werde.

Dieses Buch beschäftigt sich auch mit den historischen, wirtschaftlichen, ideologischen und politischen Hintergründen hinsichtlich des Nikotins, seiner Verhetzung und seiner medizinischen Anwendung – oder besser Nicht-Anwendung - als Heilmittel. Du wirst also nebst dem Schlüssel zur Behandlung von Long COVID allerlei alternative Informationen und fundierte wissenschaftliche Forschungsergebnisse zum Thema Nikotin kennenlernen, welche Menschen bei unterschiedlichen Beschwerden hilfreich sein könnten und insgesamt neue Perspektiven in der Medizin aufzeigen.

Durch die einzigartigen Wirkungen des Nikotins auf den menschlichen Organismus lassen sich schwer behandelbare Krankheitsbilder nachweislich positiv beeinflussen und viele Symptome lindern. Darum werde ich Dir im Verlauf des Buches einen Überblick über die vielfältigen Anwendungsgebiete des Nikotins geben. Du wirst erkennen, dass bestimmte Erkrankungen sich mithilfe von Nikotin und dringend notwendiger Forschung lindern und möglicherweise sogar vollständig therapieren lassen.

Die meisten Krankheitsformen, deren Symptomatik mit Nikotin behandelt oder verbessert werden könnten, scheinen bisher nach herkömmlichen Vorstellungen nur schwer bis überhaupt nicht vernünftig behandelbar zu sein. Zumal bestimmte Medikamente und

Therapien alles andere als erschwinglich oder nebenwirkungsfrei sind.

Unter den Erkrankungen, wo Nikotin sich konstruktiv anwenden ließ, sind unter anderen Morbus Parkinson, Alzheimer, Autismus oder psychiatrische Erkrankungen wie Depressionen, ADHS und Schizophrenie. Und die Liste der medizinischen Anwendungsgebiete ließe sich noch lange fortsetzen.

→ Eine Übersichtstabelle mit sämtlichen Erkrankungen, auf die Nikotin schon erfolgreich in der Forschung angewendet werden konnte, findest Du ab Seite 158 im Anhang.

Die überzeugende Kosten-Nutzen-Effizienz und seine vielen Anwendungsmöglichkeiten sollten Nikotin äußerst spannend für die medizinische Verwendung machen, doch leider wird immer noch sehr wenig Interesse gezeigt und begrenzt daran weiter geforscht.

Das wahre Potenzial von Nikotin könnte dennoch buchstäblich für Viele den Unterschied zwischen Leben und Tod oder auch "nur" ein gesünderes und glücklicheres Leben bedeuten, indem ihre Leiden sich durch Forschung, Aufklärung und neue Therapieansätze erfolgreich gelindert werden könnten.

Folge mir auf diesem Pfad durch das Dickicht der Verwirrung und Desinformation, den ich schon ein wenig für Dich ausgetreten habe, zu den anderen Wahrheiten über Nikotin und Möglichkeiten, wie wir seine Vorzüge für uns alle nutzbar machen könnten.

Unterwegs werden wir sukzessive das althergebrachte Bild vom Nikotin entmystifizieren und relativieren, darüber hinaus Anwendungsbeispiele aus der Forschung beleuchten sowie natürlich auch darauf schauen, wo die gegenwärtigen Grenzen der Nikotinforschung bzw. der Therapie liegen, um sie in eine kritische Betrachtung des Gesamtthemenkomplexes miteinzubeziehen.

Legen wir los und starten zunächst mit einen kleinen Exkurs in die Historie und erinnern uns daran, wie Tabak und mit ihm anschließend das heutige Verständnis von Nikotin nach Europa kam, ehe wir tiefer in die Materie einsteigen und uns mit den spezifischen Wirkweisen befassen.

Die Geschichte des Tabaks - Von der Heilpflanze zum Stigma

Die Entdeckung und Verbreitung des Tabaks in Europa ist eng mit der Kolonialgeschichte verknüpft.

Christoph Columbus soll beispielsweise bereits 1492 die Tabakpflanze von seinen Eroberungs- und Raubzügen im Auftrag des Adels mit nach Europa gebracht haben.

Diese spezielle Beutepflanze wurde bereits von den Ureinwohnern Amerikas seit über 3500 Jahren für vielfältige Zwecke genutzt. In indigenen Kulturen Amerikas war Tabak nicht nur als Heilmittel für mannigfaltige medizinische Anwendungen gebräuchlich, sondern wurde auch für spirituelle Praktiken oder als Symbol des Friedens eingesetzt.

Wenn es bei der Namensgebung von Nikotin danach gegangen wäre, wer als erster den Tabak nach Europa gebracht haben soll, würde es vermutlich heute »Columbutin« heißen.
Aber die Bezeichnung Nikotin sollte zugunsten eines Franzosen im Namen zweier deutscher Wissenschaftler geprägt werden.

Jean Nicot, ein französischer Diplomat, spielte nämlich auch eine Schlüsselrolle bei der Einführung des Tabaks in Europa. Als Gesandter in Lissabon lernte er 1559 (also 67 Jahre nach Columbus) die besagte Pflanze kennen und war von ihren vermeintlichen Heilkräften so beeindruckt, dass er sie am französischen Hof propagierte und einflussreichen Persönlichkeiten von den Heilwirkungen des Tabaks vorschwärmte.

Seine Bemühungen trugen maßgeblich zur Verbreitung des Tabaks in Frankreich und darüber hinaus in ganz Europa bei.

Die Isolierung des Nikotins als aktiver Wirkstoff des Tabaks erfolgte dann wiederum erst 1828 durch Karl Ludwig Reimann und Christian Wilhelm Posselt (also bereits 336 Jahre nach Columbus).

Sie benannten die Substanz nach Jean Nicot und nannten sie »Nicotin« bzw. »Nikotin«.

Jahrhunderte, ja eigentlich Jahrtausende lang, galt Tabak entsprechend als Heilpflanze mit vielfältigen medizinischen Anwendungsmöglichkeiten.

Erst in den letzten Jahrzehnten vollzog sich ein radikaler Wandel in der öffentlichen Wahrnehmung.

Bis mindestens weit in die 1980er Jahre hinein wurde Tabakkonsum nämlich noch gesellschaftlich sehr gut akzeptiert und primär als eine Gewohnheit betrachtet, nicht als eine potenziell gefährliche Form der Abhängigkeit. Der Begriff »Abhängigkeit« war damals vornehmlich illegalen Drogen wie Kokain und Heroin vorbehalten. Im Jahr 1974 galt die Theorie, dass Nikotin abhängig machen könnte, noch als Außenseitermeinung. Mit weiterer Forschung zur Schädlichkeit des Tabakkonsums wurde auch Nikotin immer schärfer ins Visier genommen.

Tabak und Nikotin wurden dabei auch fortwährend stärker miteinander assoziiert, nahezu gleichgesetzt und insgesamt zu einer durch und durch schädlichen Angelegenheit (v-)erklärt. Dieses Narrativ hat sich bis heute erhalten und in den Köpfen vertieft, sodass eine sachliche Auseinandersetzung oder gar

Neubewertung von Nikotin bislang enorm erschwert worden ist.

Von einem hochgeschätzten Heil- und Genussmittel wurde Tabak zu einer stigmatisierten Substanz, die international zunehmend reguliert und bekämpft wird. Gerade in den letzten Jahren haben Regierungen weltweit dem Tabak immer schärfer den Kampf angesagt und von drastischen Preissteigerungen bis hin zum totalen Verbot, bahnen sich unterschiedliche Ansätze den Weg in die Gesetzeslage und entsprechende Programmierungen drängen ins öffentliche Bewusstsein.

Bis heute haben schon mehr als 180 Länder das erste globale Gesundheitsabkommen – das Rahmenübereinkommen der WHO zur Eindämmung des Tabakgebrauchs (WHO Framework Convention on Tobacco Control, FCTC)

– völkerrechtlich bindend angenommen.

Diese Länder repräsentieren nach offiziellen Angaben rund 90 Prozent der Weltbevölkerung und setzen sich aktiv für Maßnahmen zur Reduzierung des Tabakkonsums ein.

In Deutschland trat das Rahmenübereinkommen Anfang 2005 in Kraft, weshalb seitdem auch die Maßnahmen gegen das Rauchen im öffentlichen Raum merklich zugenommen haben.

Dieser drastische weltweite Perspektivwechsel wirft natürlich bei aufmerksamen Zeitgenossen Fragen auf.

Welche Faktoren haben zu dieser Neubewertung geführt? Wie konnte eine Pflanze mit jahrtausendealter Nutzungsgeschichte innerhalb weniger Jahrzehnte ihre Reputation so grundlegend ändern? Die wichtigsten Antworten auf diese Fragen liegen zumeist verschleiert hinter einem komplexen Geflecht aus wirtschaftlichen Interessen, „gesundheitspolitischen" Bestrebungen und gezieltem »Social-Engineering« über Jahrzehnte.

Tabak in seiner heute üblichen Darreichungsform ist überdies selbstverständlich tatsächlich schädlich.

Vor allem aber, weil er durch industrielle Verarbeitung und Zusätze zu einem krank- und süchtig machenden Gift – gleich einem »Kampfstoff« - optimiert wurde und nur noch wenig mit der ursprünglichen Pflanze im Endprodukt gemein hat.

Leider kam und kommt das Nikotin beim Kampf gegen den Tabak mit unter die Räder, was nicht korrekt ist und den Blick auf notwendige Lösungsansätze in der Wissenschaft und Medizin bis zum heutigen Tag verzerrt.

Spannenderweise stand Nikotin in den letzten Jahren wieder vermehrt im Fokus wissenschaftlicher Studien und Publikationen.

Dieses Mal aber nicht als süchtig und krank machende »Killersubstanz« aus dem Tabak, sondern überraschenderweise als natürliches Therapeutikum und Heilmittel verschiedener ernster Beschwerden – besonders hinsichtlich der Therapie von Long COVID Patienten machte es noch im März diesen Jahres (2025) äußerst brisante Schlagzeilen, wie ich Dir noch zeigen werde, womit überdies wissenschaftliche Fakten geschaffen wurden, die eine riesige Chance, neue Forschungsansätze zur Entwicklung zielgerichteter Therapien und gleichzeitig unfassbare Missstände in der Gesundheitspolitik offenlegten.

Lass uns nun schrittweise das althergebrachte Nikotin-Narrativ an gewissen
Stellen weiter demontieren und uns
erstaunliche Erkenntnisse der
Wissenschaft anschauen, die ein zeitge-
mäßeres und vollständigeres Bild vom
»Nervengift Nikotin« zeichnen und parallel verschiedene Studien und Anwendungsmöglichkeiten als potenzielles
Heilmittel exemplarisch näher beleuchten.

Du wirst sehen, dass die alten Vorstellungen über Nikotin im Hinblick auf
sein medizinisches Potential nicht mehr
haltbar sind und seit langem noch nicht
einmal ernsthaft die eine Seite der Ni-
kotin-Medaille richtig zur Debatte
gestellt worden ist.

Beginnen wir dann doch sogleich einfach einmal die andere Seite der Me-

daille zu betrachten und drehen und wenden sie im Folgenden immer mal ein wenig in neuem Licht.

Was ist Nikotin?

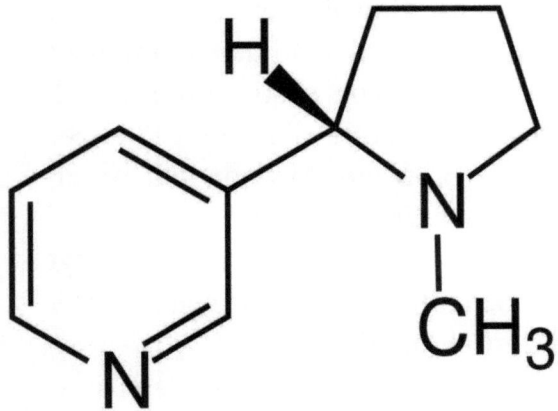

Nikotin, ist ein natürliches, pflanzliches Alkaloid, das als **cholinerges Nervengift** in verschiedenen Nachtschattengewächsen vorkommt. Am populärsten ist die sogenannte Tabakpflanze und diese verfügt auch über den höchsten, bekannten Nikotingehalt.
Nikotin findet sich in geringeren Mengen auch in Kulturgemüsen wie Toma-

ten, Zucchini, Paprika, Sellerie, Auberginen oder Kartoffeln, sowie in einigen Früchten wie Goji-Beeren und Physalis. Dieses Alkaloid bilden Pflanzen vornehmlich gegen bestimmten Schädlingsbefall. Nikotin dient den Pflanzen somit als Stoff zur Abwehr von unterschiedlichen Fressfeinden.

Auch der Mensch nutzte es schon lange als Schädlingsbekämpfungs- bzw. Pflanzenschutzmittel.

Im Vergleich zu modernen Pestiziden galt es als ökologisch verträglicher. Allerdings führte die übermäßige Anwendung in einigen Regionen zur Übersättigung landwirtschaftlicher Flächen, was Bodenqualität und Ernteerträge schmälerte. Bis ca. 2006 wurde nikotinhaltiges Desinfektionsmittel zur Bekämpfung der roten Vogelmilbe in der Geflügelproduktion eingesetzt. Eine unsachgemäße Anwendung führte aber auch hier zu einer erheblichen Nikotin-Belastung von Eiern und Ei-Produkten, weshalb die Anwendung schrittweise verboten wurde.

2010 verbot die EU den Einsatz von Nikotin als Pflanzenschutzmittel und stufte es als giftig ein. Diese Entscheidung ignorierte im Grunde jedoch weitgehend die Rolle wirtschaftlicher Interessen, möglicher Wechselwirkungen mit anderen Agrarchemikalien und die unsachgemäße Anwendung als eigentliche Problemursachen.

Wie dem auch sei, die Geschichte des Nikotins als Pflanzenschutzmittel verdeutlicht stellvertretend die Probleme in der modernen Landwirtschaft zum Einen und zeigt auch, wie regulatorische Entscheidungen wirtschaftspolitischer Art oft vereinfachte Lösungen für vielschichtige Probleme darstellen, ohne dass es einen ernsthaften Diskurs zur Lösung gegeben hätte. Nikotin wurde abermals zum Bösewicht erklärt.

Ob das Nikotin auch in der Medizin und Pharmakologie ein ähnliches Schicksal erfuhr?

Ergeht es ihm gar so schlimm wie dem Hanf?

Hanf weist ja auch eine jahrtausendelange Geschichte auf, wo er stets als Ressource und Heilmittel hochgeschätzt wurde, nur um dann innerhalb weniger Jahrzehnte als Rauschmittel verhetzt und zugunsten z.B. der Papier und Pharmaindustrie als schädliche Droge kriminalisiert zu werden. Den Hanf hat man jedenfalls sowohl industriell, als auch pharmakologisch längst in fortschrittlichen Kreisen wiederentdeckt, ungeachtet, dass man ihn so arg verteufelt hatte und erzielt mit seiner Hilfe nun wieder erstaunliche Ergebnisse in der industriellen und Medizinischen Forschung sowie in der Psychotherapie und anderen Bereichen.

Mal sehen, ob wir beim Nikotin nicht eine gewisse Schnittmenge mit dem Beispiel Hanf entdecken und seiner Rehabilitation etwas auf die Sprünge helfen können...

Nehmen wir uns aber zunächst einen kurzen Augenblick, um die Bedeutung der Begrifflichkeit »*cholinerges Nervengift*« näher zu untersuchen, um zu verstehen, was Nikotin ist und wie es eigentlich funktioniert. Zusätzlich betrachten wir das Nikotin in seiner Wechselwirkung mit dem sogenannten cholinergen System des Körpers.

Nikotin und das cholinerge System

Der Fachbegriff »**cholinerg**« bedeutet so viel wie »auf Acetylcholin reagierend« bzw. »Acetylcholin als Neurotransmitter enthaltend«. Dem Lexikon für Neurowissenschaften der Website Spektrum.de nach, bezieht sich der Begriff auf bestimmte cholinerge Nervenzellen und Prozesse im Körper, die mit dem Neurotransmitter Acetylcholin in Verbindung stehen. Das cholinerge System umfasst all jene vegetativen Nervenfasern, die Acetylcholin als Transmitter freisetzen bzw. aufnehmen.

Die cholinergen Nervenzellen produzieren und setzen Acetylcholin als Neurotransmitter frei.

Cholinerge Rezeptoren hingegen binden das Acetylcholin und interagieren damit.

Es gibt, grob gesagt, zwei Typen von cholinergen Rezeptoren:

A) **Nikotinische Rezeptoren**
B) Muskarinische Rezeptoren

Für uns sind hier besonders die Wechselwirkungen des Nikotins mit den passend bezeichneten **nikotinischen Acethylcholin-Rezeptoren** interessant (kurz: »**nAChRs**«).

Es konnte festgestellt werden, dass das cholinerge System im menschlichen Körper weit verbreitet ist und sich in verschiedenen Bereichen des Nervensystems nachweisen lässt. Vor allem im zentralen Nervensystem, an den motorischen Endplatten der quergestreiften Muskulatur, wo sie an der neuromuskulären Signalübertragung beteiligt sind, als wichtiger Teil des Immunsystems und so auch im Knochensystem des Organismus, finden sich reichlich »nAChRs«.

Cholinerge Nervenzellen spielen eine zentrale Rolle beim Gedächtnis und der Gedächtnisbildung (somit auch beim Lernen), der Steuerung der Aufmerksamkeit und anderen Hirnfunktionen.

Das cholinerge System ist auch wichtig für die Regulation von Entzündungen sowie für die Kommunikation zwischen Nerven- und Immunsystem. Ebenso ist es an der Regulation der Knochenfunktionen beteiligt.

Darüber hinaus sind cholinerge Neuronen auch in die Regulation der Herzfrequenz, der Verdauung und Blasenentleerung involviert.

In der entsprechenden Forschung fand man schon vor einigen Jahrzehnten heraus, dass bei vielen Erkrankungen wie Parkinson, Alzheimer, Demenz und weiteren die Funktion cholinerger Neuronen auffällig gestört bzw. beeinträchtigt ist.

Dies bot seit langem schon einen deutlichen Hinweis darauf, dass hier Forschungsbedarf vorhanden ist.

Besteht hier eventuell tatsächlich auch eine bisher unterschätzte Chance für innovative Therapieansätze mithilfe von Nikotin?

Was ist »cholinerges Nervengift«?
Ein cholinerges Nervengift ist eine Substanz, die spezifisch auf das cholinerge System im Körper wirkt. Dies, so haben wir gerade gesehen, nimmt regulatorischen Einfluss auf verschiedene Bereiche und Funktionsebenen des Körpers.

Ein solches Nervengift beeinflusst, aufgrund seiner cholinergen Eigenschaften, allgemein die Funktion von Acetylcholin, einem wichtigen Neurotransmitter.

Cholinerge Nervengifte können entweder die Freisetzung von Acetylcholin hemmen, die Acetylcholinrezeptoren blockieren bzw. besetzen oder die Aktivität der Acetylcholinesterase (Prozess des Abbaus von Acethylcholin) beeinflussen.

Genau in diesen Funktionen wird auch das Nikotin letztlich wirksam und darum schauen wir im Folgenden dort genauer hin.

Hier ist eine vereinfachte Zusammenfassung der Wirkkette von Nikotin auf den Organismus:

Nikotin gelangt zunächst über die Lunge, Schleimhäute oder die Haut in den Blutkreislauf.

Sodann erreicht es innerhalb von etwa 20-30 Sekunden unter anderem das Gehirn und wird auch anderswo im cholinergen System verstoffwechselt.

Das Nikotin dockt bei den »**nAChRs«**, den »**Nikotinischen Acethylcholin-Rezeptoren«,** an und startet seine vielfältigen Interaktionen.

Dies löst unter anderem die Ausschüttung verschiedener Hormone (Dopamin, Adrenalin, Noradrenalin, Serotonin etc.) und diverse Sympathikus-Aktivierung aus, was zu positiv erlebten Effekten wie einer Steigerung der Leistungsfähigkeit, Aufmerksamkeit, Konzentrationsfähigkeit und Gedächtnisleistung führen kann.

Ergo wird Nikotin als **cholinerges Nervengift** klassifiziert, weil es gezielt an **nikotinische Acetylcholin-Rezeptoren** bindet – jene Schlüsselstellen im Nervensystem, die normalerweise vom Botenstoff **Acetylcholin** aktiviert werden – und hier in bestimmten Weisen Einfluss auf das Nervensystem ausübt, sowie weitere Wechselwirkungen bedingt.

Die Aktivierung der »nAChRs« durch Nikotin ist der wesentliche Schlüssel zum Verständnis der vielfältigen Heilwirkungen von Nikotin und seiner positiven Effekte in der Behandlung unterschiedlicher Erkrankungen!

Auf die außerordentliche Wichtigkeit dieser Schlüsselinformation werde ich im weiteren Verlauf des Buches wiederholt und differenzierter Bezug nehmen – vor allem mit Blick auf die neuste Nikotinforschung und Long COVID.

Allgemein gilt jede Substanz als Nervengift (Neurotoxin), die Nervenzellen schädigt oder ihre Funktion beeinträchtigt bzw. **verändert oder beeinflusst**.

Nur weil jedoch ein Stoff die Nerventätigkeit beeinflusst, ist er noch lange nicht in jeder Hinsicht schädlich oder giftig.

Eine, wie auch immer, geartete Wechselwirkung eines Stoffes mit unserem Nervensystem oder anderen Teilen unseres Organismus, sagt, wissenschaftlich gesehen, rein gar nichts über die Wirkung als Nervengift und seiner Schädlichkeit aus.

Anders gesagt: Nikotin ist nicht automatisch Nowitschok, nur weil beides mit N beginnt.

Der Wortbestandteil »Gift« ist relativ zu verstehen und sagt zunächst nichts darüber aus, ab welcher Dosis von welchem Stoff eine bestimmte toxische Wirkung auf welchen Organismus gegeben ist.

Nervengifte wechselwirken vor allem an den Nervenzellen bzw. ihren Rezeptoren und müssen entsprechend auch nicht zwangsläufig tödlich giftig sein, nur weil sie wirken: Schon gar nicht, wenn sie korrekt dosiert und richtig angewendet werden.

Einige Substanzen, die als Nervengifte klassifiziert werden, finden sogar standardmäßige therapeutische oder medizinische Anwendung.

Die Giftigkeit einer Substanz hängt jeweils von verschiedenen Faktoren ab, wie der **Dosis**, der **Aufnahmeart** und der individuellen **Empfindlichkeit**.

Manche Nervengifte können in sehr geringen Dosen sehr nützliche Wirkungen haben, während sie in höheren Dosen dann schädlich oder tödlich sein können.

Im Hinblick auf Nikotin verhält es sich naturgemäß auf dieselbe wundersame Weise – die Dosis entscheidet über Heilung oder Vergiftung. Hinzu kommt die ganze Bandbreite an „neutralen" bzw. zu niedrigen Dosen, wo logischerweise kaum oder keine nachweisbare Wirkung feststellbar wäre.

Nehmen wir den allseits bekannten Fingerhut *(Digitalis purpurea)* als Beispiel. Diese Pflanze wird als hochgiftig eingestuft, da sie stark herzwirksame Glykoside wie Digitoxin und Digoxin enthält. Bereits der Verzehr von zwei bis drei Blättern könne angeblich tödlich enden, meinen Experten.

Dennoch werden die Wirkstoffe des Fingerhuts in der Medizin gerade zur Behandlung von Herzinsuffizienz und bestimmten Herzrhythmusstörungen eingesetzt. In therapeutisch genau abgestimmten Dosierungen helfen diese Substanzen, die Herzfunktion zu stabilisieren, während sie in höheren Dosen ebenso toxisch bzw. kontraproduktiv auf das Herz-Kreislauf-System wirken können.

Das künstliche Toxizitätsnarrativ

Nikotin wird in der öffentlichen Wahrnehmung aktuell noch primär mit dem Rauchen von Tabakwaren assoziiert und gilt gemeinhin als giftig, suchterzeugend und krebserregend.

Es ist zwar weitgehend unbestritten ist, dass der Konsum von industriell gefertigten Tabakprodukten schädlich ist, indirekt viele Todesopfer fordert und offenbar Suchtverhalten fördert, doch dies hat am wenigsten mit Nikotin in Reinform zu tun.

Das veraltete Bild vom Nikotin als Schurken wurde über Jahrzehnte durch die gewissenlose Tabakindustrie, eine profitorientierte, auf negative Gesundheitsfolgen des Rauchens fokussierte Forschung und erhebliche wirtschaftspolitische Interessen geprägt.

Lange Zeit galt Nikotin deshalb als Hauptübeltäter des Rauchens und wurde mit Suchtverhalten und schwersten Leiden verknüpft.
Diese Sichtweise greift aus heutiger Sicht, gelinde gesagt, viel zu kurz und entspricht einer verallgemeinerten Falschdarstellung.
Dennoch sind dies mittlerweile so etwas wie gesellschaftliche Überzeugungen, die sich tief im kollektiven Bewusstsein verankert haben und scheinbar unreflektiert weitergegeben werden.

Möge dieses Buch ein Anstoß dafür sein, diese Sichtweise zu korrigieren.

Neubewertung der Toxizität von reinem Nikotin

Nikotin, weist logischerweise wie alle Substanzen, eine dosisabhängige Toxizität auf.

Die Frage nach der letalen, also tödlichen Dosis für den Menschen war lange Zeit nicht mehr Gegenstand wissenschaftlicher Diskussionen, dafür aber Grundlage für Fehleinschätzungen.

Historisch wurde die tödliche orale Dosis von Nikotin mit 30-60 mg oder 0,8 mg/kg Körpergewicht angegeben. Diese Schätzung, die auf einer dubiosen Quelle aus dem Jahr 1856 basierte, prägte über Jahrzehnte die toxikologische Bewertung von Nikotin und wurde bis vor wenigen Jahren nicht weiter hinterfragt.

Neuere Forschungen haben die traditionelle Einschätzung jedoch grundlegend in Frage gestellt und ganz andere Werte geliefert.

Dr. Bernd Mayer vom Institut für Pharmazeutische Wissenschaften der Universität Graz führte eine kritische Überprüfung dieser Werte durch.

Basierend auf aktuellen Untersuchungen und Fallstudien kamen internationale Experten mit ihm zu dem Schluss, dass die tatsächliche letale Dosis für Erwachsene bei über 500 mg Nikotin liegt, was etwa 6,5-13 mg/kg Körpergewicht entspricht.

Diese Neubewertung impliziert, dass die tödliche Dosis von Nikotin etwa 8 bis 16 Mal höher ist als bisher angenommen wurde. Die Aufnahme einer solch hohen Nikotinmenge in der Praxis Es ist wichtig zu betonen, dass weder durch konventionelles Rauchen noch durch Nikotinersatztherapien eine versehentliche Aufnahme dieser Menge realistisch ist. Die mutmaßlich tödliche Dosis von 0,5 g Nikotin entspräche etwa der absorbierten Menge von 250 Zigaretten, die gleichzeitig konsumiert werden müssten, was selbstverständlich niemand tun würde, geschweige denn könnte.

Bei vernunftgemäßer Anwendung von Nikotin kommt es nicht zu Vergiftungserscheinungen irgendeiner unangenehmen Art.

Die drastische Neubewertung der Nikotintoxizität zeigt auch schön die Notwendigkeit, wissenschaftliche Annahmen kontinuierlich zu überprüfen und gegebenenfalls auf Basis neuer Forschungsergebnisse zu aktualisieren.

Die verbreitete Annahme, dass Nikotin unabhängig von der Dosis toxisch, also giftig sei, ist wissenschaftlich nicht ansatzweise haltbar und ein völliger Mythos.

Vergleichsweise könnte dann ja auch jemand behaupten, Karotten wären giftig, nur weil ein exzessiver, langfristiger Verzehr eines Tages zu einer Beta-Carotin-Vergiftung führen könnte.

Der Mythos der Giftigkeit des Nikotins ist damit ausreichend relativiert, um einen Schritt weiter zu gehen.

Nikotin macht süchtig und krank!

Moderne Tabakprodukte enthalten Unmengen chemischer Zusatzstoffe, die ein viel höheres Gefährdungspotenzial aufweisen als Nikotin es selbst jemals könnte. Ungeachtet dessen steht immer noch im Raum, dass Nikotin süchtig mache und gesundheitsschädlich sei.

Warum Tabakkonsum wirklich so schädlich ist und wie wenig das mit Nikotin zu tun hat, fanden unter anderen Forscher der Harvard Universität heraus.

Die allgemein gefürchteten, gesundheitsschädlichen Auswirkungen des Rauchens, inklusive des Suchtpotenzials, sind nämlich primär auf die über 5000 - 7000 zum Teil hochgiftigen Substanzen im Tabakrauch zurückzuführen.

In einer Studie die 2015 von Harvard-Wissenschaftlern veröffentlichte wurde, stand die Untersuchung zu Pyrazinen und anderen Zusatzstoffen in Zigaretten im Vordergrund. Die Studie trägt den Titel „A study of pyrazines in cigarettes and how additives might be used to enhance abuse liability of tobacco products" und wurde von Hillel R. Alpert, Gregory N. Connolly und Philip

Gardiner durchgeführt. Sie wurde im Fachjournal *Tobacco Control* (BMJ) veröffentlicht.

Diese Studie wertete über sieben Millionen interne Dokumente der Tabakindustrie aus und kam zu dem Schluss, dass nicht Nikotin allein für die Suchtentwicklung verantwortlich ist, sondern dass zahlreiche Zusatzstoffe – insbesondere Pyrazine – die Abhängigkeitsgefahr von Tabakprodukten bedingen bzw. deutlich erhöhen, indem sie die Attraktivität und das Suchtpotenzial von Zigaretten exorbitant steigern.

Industrielle Tabakwaren enthalten also faktisch zahlreiche modifizierende Zusatzstoffe, die mit den hohen Dosen Nikotin im Tabakrauch wechselwirken und zusätzlich das Suchtverhalten stimulieren.

Diese bösartige Kombination manipuliert beispielsweise gezielt das Belohnungssystem des Gehirns und kann zu einer starken körperlichen sowie psychischen Abhängigkeit führen. Wird entsprechend regelmäßig geraucht, entwickelt sich eine schrittweise Anpassung im Organismus.

Der Stoffwechsel beschleunigt sich und das Gehirn bzw. Nervensystem stellt sich auf die Verarbeitung der hohen Konzentrationen von Nikotin und anderen Inhaltsstoffen ein. Auf neurologischer Ebene bilden die cholinergen Nervenzellen infolge häufigen Tabak- bzw. Nikotinkonsums zusätzliche Rezeptoren aus, um mehr Nikotin verstoffwechseln zu können.

Im Verlauf der Gewöhnung an das Rauchen kommt es zu einer Desensibilisierung dieser Rezeptoren – sie benötigen immer höhere Nikotinspitzen, um den gewünschten Effekt zu erzielen.

Das Gehirn verlangt daher nach immer mehr Nikotin, was neuropsychologisch als maßgeblicher Mechanismus für die Suchtwirkung des Tabakrauchs gilt.

Dennoch ist das beobachtbare Sucht- und Entzugsverhalten beim Tabakkonsum nicht allein auf Nikotin zurückzuführen. Vielmehr liegt eine komplexe Kombination aus biologischen, biochemischen, psychologischen und sozialen Faktoren zugrunde.

Eines der größten Probleme beim Rauchen ist zudem, dass durch die Umstellung des Stoffwechsels nicht nur Nikotin, sondern auch zahllose andere, teils hochgradig giftige und krebserregende Stoffe vermehrt aufgenommen werden. Diese Stoffe verstärken sich teilweise gegenseitig in ihrer Schadwirkung und führen z.B. zu einer erhöhten Krebsrate bei Rauchern.

Reines Nikotin und Abhängigkeit

Wie steht es um das Abhängigkeitspotenzial bei der Anwendung von reinem Nikotin?

Interessanterweise wurde bei reinem Nikotin bislang kein Abhängigkeitspotenzial nachgewiesen. Nikotin kann unabhängig vom Rauchen, etwa über Nikotinpflaster oder Kautabletten, aufgenommen werden. Laut Wissenschaft, diversen Studien und Experten besitzt pures Nikotin aus Nikotinpflastern schlicht kein nachweisbares Suchtpotenzial.

Dies wirkt zunächst etwas paradox, da Tabakrauch bislang gerade wegen des Nikotins als besonders suchterzeugend galt. Dies untermauert die Theorie, dass insbesondere die Art der Aufnahme (Rauchen) und die Vielzahl der beigemischten Zusatzstoffe maßgeblich für die Sucht- und Schadwirkung verantwortlich sind.

Diese Erkenntnisse unterstreichen die Notwendigkeit, die Rolle des Nikotins im Kontext des Tabakkonsums neu zu bewerten und klarer zwischen den Risiken des Rauchens und den spezifischen Wirkungen des Nikotins zu unterscheiden.

Aus der Forschung wissen wir nun, dass Nikotin allein nicht das zentrale Suchtproblem darstellt – vielmehr sind es die körperlichen Wechselwirkungen und das Zusammenspiel mit anderen Stoffen sowie die Konsumform, die das Suchtverhalten von Rauchern erklären.

Bei der Anwendung von Nikotinersatztherapie (z.B. Pflaster), wobei Reinnikotin angewendet wird, profitiert man tatsächlich ausschließlich von den Vortei-
len des Nikotins, ohne die Nebenwirkungen des Tabakkonsums in Kauf nehmen zu müssen.

Die Vermischung von Tabakrauch mit
Reinnikotin (pharmakologisch isoliert)
verzerrt die Debatte in einem eigentlich
unerträglichen Maße, sodass es die wissenschaftliche Forschung und die Anwendung von Nikotin als natürliches,
kostengünstiges Therapeutikum bis
heute massiv behindert.

Nikotin ist ganz sicher krebserregend!

Nein, ist es nicht...
Nikotin und dessen Abbauprodukte sind faktisch nicht krebserregend.

Dahingehend ist sich sogar die Forschung zur Abwechslung einmal weitgehend einig.
Das Nikotin überhaupt damit assoziiert wird krebserregend zu sein, liegt tatsächlich einfach bloß daran, dass die Forschungen diesbezüglich zumeist auf die Auswirkungen des Rauchens durchgeführt wurden und man dabei viele Dinge in einen Topf warf, die gar nicht in einen Topf gehörten. Die Aussage Nikotin verursache Krebs, entbehrt wissenschaftlich gesehen, jedwedem Fundament und ist reiner Aberglaube.

Trotzdem wurden die beiden Begriffe Tabak und Nikotin regelrecht zu Synonymen. Sie verschmolzen im Sprachgebrauch und damit im Denken und wie zu erwarten war, kam es zur allmählichen Verzerrung der kollektiven Wahrnehmung und der fälschlichen Dämonisierung eines Stoffes, der längst viel besser erforscht sein sollte und potenziell für Millionen Menschen therapeutisch eingesetzt werden könnte.

Dass Nikotin und seine Abbauprodukte nicht direkt krebserregend sind, behauptet beispielsweise auch die **International Agency for Research on Cancer (IARC)**.
Laut einer Veröffentlichung der IARC, wird *Nikotin als chemische Verbindung nicht als krebserregend eingestuft*.

Auf der Website der Organisation findet sich ein Artikel der u.a. Folgendes enthält:

»Nein. Nikotin ist eine in Tabakpflanzen vorkommende einfache chemische Verbindung, die nicht direkt Krebs auslöst, sondern vielmehr von Tabak abhängig macht.« (vgl.: https://cancer-code-europe.iarc.fr/index.php/de/12-moeglichkeiten/tabak/922-verursacht-nikotin-krebs, Stand: 19.08.2025).

Das IARC hat damit einerseits bestätigt, dass Nikotin nicht krebserregend ist und lediglich bestätigt, dass es eine Suchtwirkung im Zusammenhang mit Nikotin in Bezug auf das Rauchen von Tabakwaren existiert.

Beim IARC fehlt eine klare Differenzierung von Tabakkonsum und der Anwendung von reinem Nikotin in ihrer

Ausführungen nicht, wie es sonst häufig der Fall ist, denn weiter heißt es dort:
»Medizinisches Nikotin ist daher eine ungefährlichere Alternative zu Tabakerzeugnissen.«

Selbst das Deutsche Krebsforschungszentrum (DKFZ) publizierte, **dass es keine Hinweise darauf gibt, dass es bei der Anwendung von Nikotinpflastern, zu einer Abhängigkeitsentwicklung käme oder die Anwendung eine Sucht fördern würde.**
(Quelle: https://www.dkfz.de/forschung/translationale-zentren/ncpc/stabsstelle-krebspraevention/rauchstopp*, Stand: 29.04.2025)*
Die sogenannte Nikotinersatztherapie (in Form von Pflastern, Kautabletten, Kaugummi etc.) steht seit 2009 sogar

auf der WHO-Liste der unentbehrlichen Arzneimittel.

Diese Liste kannst Du auf der Website der WHO unter „List of Essential Medicines" finden, herunterladen und einsehen.

Nikotin hat sich tatsächlich in der medizinischen Forschung als sehr sicher, nebenwirkungsfrei und ausgesprochen heilsam erwiesen.

Aufgrund der herausragenden Ergebnisse der Nikotinforschung, sind die verbreiteten Vorurteile über Nikotin in entsprechende Fachkreisen, mittlerweile ziemlich verblasst.

Die weitreichenden, aktuellen Erkenntnisse kündigen bereits den Zerfall des Toxizitäts- und Suchtmittelnarrativs an.

Obwohl Reinnikotin, wie z.B. transdermales Nikotin (Pflaster) oder orale Präparate keine Verbrennungsschadstoffe enthalten und nachweislich nicht süchtig machen, werden sie in unseriösen Studien oft pauschal mit den Risiken des Rauchens gleichgesetzt.

Das künstlich erzeugte Toxizitätsnarrativ, welchem entlang die öffentliche Wahrnehmung von Nikotin bis heute stark dominiert wird, ist maßgeblich daran schuld, dass erfolgversprechende Therapieansätze boykottiert und stattdessen widersinnige Warnungen vor den Gefahren von Nikotin laut werden.

Selbst bei positiven Ergebnissen betonen viele Publikationen pauschal die Toxizität von Nikotin, ohne zwischen Applikationsformen zu differenzieren und resümieren meist gegen eine Anwendung von Nikotin als Therapeutikum, weil es eben giftig sei oder süchtig mache. Das ist ziemlicher Unsinn mit leider weitreichenden Konsequenzen für Betroffene, die von der Anwendung eine Linderung ihrer Symptome erreichen könnten.

Es geschieht vermutlich oft nicht einmal aus böser Absicht heraus, zu tief sitzt die Programmierung und so wird, ohne zu hinterfragen, das überholte Nikotin-Narrativ aufrechterhalten, weitergegeben oder verteidigt.
Bisher hatte die systematische Diffamierung von Nikotin bedauerlicherweise noch kein ersichtliches Ende, was sich aber schon bald ändern wird.
Trotz allem wurden in den letzten Jahren wertvolle Forschungen getätigt, Schritte nach vorne gemacht und Ergebnisse präsentiert, die Nikotin sicher in der nahen Zukunft zu einem besonderen Comeback verhelfen werden.

Schlussfolgerung

Es gibt nach aktuellem Stand keinen vernunftgemäßen Grund dafür, davon auszugehen, dass reines Nikotin in sinnvollen Dosierungen, giftig sei, Krebs hervorrufe oder irgendeine Form der Abhängigkeit verursache.

Im Gegensatz zu den düsteren Geschichten über Nikotin, haben wir ja schon festgestellt, relativiert sich einiges, wenn man den Blickwinkel auf das Thema etwas erweitert und alternative Informationen einbezieht.
Entgegen der Narrative kann Nikotin gezielt bei vielen Beschwerden zur Linderung der Symptome eingesetzt werden. Und das nahezu oder vollständig frei von unerwünschten Nebenwirkungen!

Wir haben nun schon einige wesentliche Grundbausteine zusammengetragen, die für ein Neuverständnis des Nikotins und seiner Heilkraft wichtig sind. Wir haben feststellen können, dass Nikotin weder zwangsläufig süchtig macht, noch dosisunabhängig toxisch wäre und auch offiziell nicht als krebserregend eingestuft wird.

Darüber hinaus haben wir erkannt, dass ein eklatanter Unterschied zwischen dem Rauchen industriellen Tabaks und in der Nikotinaufnahme in Reinformen besteht und diese Erkenntnis nur zu oft, auch in der Forschung, außer Acht gelassen wird.

Somit möchte ich mal behaupten, ist schon ein grundlegender Teil der Desinformation über Nikotin und der dazugehörigen Narrative demontiert und hoffentlich bald vom Tisch, damit wir uns alle entspannt einer wirklich wissenschaftlichen Debatte über dieses verwegene Molekül stellen und weitere, notwendige Forschungen getätigt werden können.

Sehen wir uns anhand einiger Beispiele in den folgenden Abschnitten an, was Nikotin in der medizinischen Forschung bereits geleistet hat und werfen auch einen kritischen Blick darauf, warum es nicht schon wie selbstverständlich weiter erforscht und eingesetzt wird.

Nikotin als Heilmittel?

Bis hierhin ist das schon ganz schön starker Tabak, ähm, Tobak, den man uns kollektiv über Jahrzehnte serviert hat. Nikotin ist nicht das, wofür wir es zu halten gelernt haben, könnte man sagen.

Ab sofort werden wir uns eingehender mit den heilsamen Eigenschaften und Wirkungen von Nikotin auf den menschlichen Organismus beschäftigen und uns außerdem, einen Überblick über die verschiedenen Anwendungsgebiete entlang bedeutender Beispiele aus der medizinischen Forschung verschaffen.

Wie bahnbrechend die Erkenntnisse über Nikotin als Heilmittel in Wahrheit sind und welche Hintergründe und Interessen dabei tragende Rollen spielen könnten, dass Nikotin nicht bereits als kostengünstiges Medikament für unterschiedliche Erkrankungen bekannt und im Einsatz ist, werde ich exemplarisch verdeutlichen.

Unterdessen möchte ich auch noch detaillierter auf die Wirkmechanismen des Nikotins eingehen und aufzeigen, wie es bei auf den ersten Blick unterschiedlichsten Erkrankungen im Grunde immer auf die selbe Weise seine Heilwirkung entfaltet. Du wirst also wahrscheinlich ein wiederkehrendes Muster diesbezüglich erkennen, nicht um dich damit zu langweilen, sondern weil es absolut essentiell ist, zu begreifen, wie Nikotin wirklich funktioniert und warum es entsprechend therapeutisch genutzt werden kann.

Drei wichtige Vorteile von Nikotin in der Medizin

Die drei hauptverantwortlichen Eigenschaften, die Nikotin so interessant für therapeutische Anwendungen machen und aus dessen Wirkmechanismen herrühren sind:

1. Neuroprotektion
2. Neurotransmitter-Modulation
3. Förderung und Unterstützung kognitiver Eigenschaften

Diese drei Mechanismen tauchen in sämtlichen medizinischen Studien zum Thema Nikotin auf und werden klar als positive Effekte und mit therapeutischen Wirkungen in Verbindung gebracht.

Indem Nikotin – wie bereits zuvor herausgestellt - mit den nikotinischen Rezeptoren im cholinergen System interagiert, entfaltet es seine heilsamen Wirkungen, die nun schon ein ganzes Stück erforscht sind.

Nikotin bei neurodegenerativen Erkrankungen

Zu den vergleichsweise gründlich erforschten Therapieansätzen gehört die Anwendung von Nikotin bei neurodegenerativen Erkrankungen wie Morbus Parkinson. Gleichzeitig lassen sich an diesem Beispiel auch gut einige systemische Barrieren und Probleme aufzeigen, die dafür mitverantwortlich sind, warum Nikotin nicht schon viel verbreiteter in der Therapie von Parkinson und anderen Erkrankungen ist.

Nicht nur die motorischen, sondern auch neurologische und kognitive Symptome ließen sich alleinig durch die Anwendung von reinem Nikotin signifikant in vielen Untersuchungen verbessern.

Am 21.02.2000 erschien ein Artikel im Spiegel mit dem Titel: "*Heilmittel Nikotin*" und in diesem Artikel heißt es:

»Früher nur als Suchtmittel in Zigaretten bekannt, steht Nikotin nun möglicherweise vor einer Zukunft in der Medizin. Vor allem die Möglichkeit, mit dem Wirkstoff Medikamente zu verstärken, ist für die Forscher interessant.

Washington - US-Forscher berichten, dass Nikotin Patienten mit schweren neurologischen Leiden wie der Alzheimer Krankheit und Parkinson helfe.

*Auch Kinder, die unter dem Tourette-Syndrom leiden, erfahren durch eine Nikotinbehandlung Erleichterung. [...] Alle Studien bezogen den Wirkstoff aus Nikotinpflastern. **Für etliche Teilnehmer der Studien war der Ef-***

fekt so positiv, dass sie sich nach Abschluss der Versuche eigenständig mit Nikotinpflastern weiter behandelten, berichtete Paul Newhouse von der Universität Vermont.«

Selten schafften es Artikel wie dieser in größere Medien und damit zu angemessener Aufmerksamkeit.
Nebenbei bemerkt, genierten sich die Forscher in diesen Studien nicht, zu betonen, dass sie Nikotin sogar Kindern gegen Tourette verabreicht haben.
Die Anwendung von reinem Nikotin scheint offenbar in Wirklichkeit so sicher und nebenwirkungsfrei zu sein, dass man es auch bei Kindern bedenkenlos einsetzen kann.

In weiteren Artikeln von populären Medien, wurde ebenfalls auf das Heilpotenzial von Nikotin hingewiesen.

Deratige positive Meldungen über Nikotin in der Therapie solch schwerwiegender Leiden, sollten doch eigentlich eine medizinische Sensation darstellen, wieso sind die Erkenntnisse zu den Heilwirkungen von Nikotin nicht bereits allgemein bekannt geworden? Wieso wird Nikotin nicht besser erforscht und es immer noch nicht flächendeckend in der Therapie angewandt?

Historische Erkenntnisse und verpasste Chancen

Die therapeutische Wirkung von Nikotin bei Parkinson ist eigentlich keine grundlegend neue Entdeckung. Bereits **1926** veröffentlichte der britische Neurologe Henry Moll im *British Medical Journal* eine Studie, in der er Nikotininjektionen zur Linderung des posten-

zephalitischen   Parkinson-Syndroms
einsetzte.

Seine Patienten zeigten signifikante
Verbesserungen der motorischen Symptome – insbesondere der einseitigen
Bewegungsstörungen, die der Parkinson-Krankheit ähneln. Moll betonte damals, dass eine Heilung zwar nicht unbedingt möglich sei, die Methode aber
Linderung verschaffte und somit weiter
erforscht werden sollte.

Doch trotz dieser vielversprechenden
Ansätze geriet Nikotin in den folgenden
Jahrzehnten nur weiter in Verruf. Statt
es als Heilmittel zu erforschen, dominierte die zunehmende Propaganda gegen Nikotin als *gesundheitsschädliches
Suchtmittel* – eine Einschätzung, die
nur durch die Risiken des Tabakrauchens geprägt werden konnte, nicht
durch eine differenzierte Betrachtung
von Reinnikotin.

Das Paradoxon der modernen Parkinson-Forschung

Während die Pharmaindustrie jährlich Milliardenumsätze mit Parkinson-Medikamenten erzielt, bleibt Nikotin als kostengünstigere Alternative bis heute weitgehend ungenutzt.

Dafür sind natürlich vor allem wirtschaftliche Interessen ausschlaggebend.

Denn patentierbare Medikamente wie »Levodopa« oder etwaige »Dopaminagonisten« generieren wiederkehrende Gewinne.

Nikotin hingegen ist eine natürliche, nicht patentierbare Substanz.

Zum beispielhaften Vergleich:

Das Medikament »Levodopa« kostet in Tablettenform z.B. pro Patient ungefähr 1.500 € im Jahr. In der Form als sogenannte »Pumpentherapie« sogar etwa 36.000 € jährlich pro Patient.

Die ganzjährige Behandlung mit Nikotinpflastern würde laut internationalen Studien (veröffentlicht im Dezember 2018 in der National Library of Medicine) hingegen nur zwischen 600 – 700 € (ca. 700 – 800 USD) pro Patient im Jahr kosten. (Vgl. https://pmc.ncbi.nlm.nih.gov/articles/PMC6824348/)

Solche und ähnliche »Diskrepanzen« finanzieller Art, sowie – nennen wir es – »kollidierende Interessen«, erklären bereits eindrücklich, warum Nikotin trotz nachgewiesener neuroprotektiver Effekte und vielen weiteren spannenden Wirkungen immer noch kein Main-stream-Therapeutikum in Sachen Parkinson geworden ist.

Dass die Pharmaindustrie offenkundig an der gründlichen Erforschung von Nikotin kein wirtschaftliches Interesse hat, sieht man ferner auch daran, dass kaum in die Erforschung von Nikotin als Heilmittel investiert wird.

Zwischen 2000 und 2025 flossen weniger als **0,3 %** der globalen Parkinson-Forschungsgelder in nikotinbasierte Therapien.

Big Pharma und seine Tentakel

Die Pharmaindustrie operiert in einem System, das auf **langfristige Patientenbindung** angewiesen ist, wie ein Parasit auf seinen Wirt.

Die Pharmaindustrie hat einen systeminhärenten Interessenkonflikt, mit dem, wofür sie vorgibt, da zu sein. Je mehr Kranke und je länger diese krank sind, sowie Medikamente etc. beziehen können, umso besser.

Folglich kann es dieser Industrie von sich aus auch nicht primär um Heilung gehen – es geht vor allem um Profite, Marktanteile und private Interessen.

Es scheint fast, als wäre Nikotin der Pharmaindustrie so etwas wie ein Dorn im Auge.

Kritiker wie Marcia Angell (ehem. Chefredakteurin des *New England Journal of Medicine*) verweisen auf den Umstand, dass **67 %** der Parkinson-Studien zwischen 2010 und 2025 von bestimmten großen Pharmaunternehmen finanziert wurden. Das ist natürlich kein Einzelfall, dass die Pharmaindustrie Studien selbst finanziert, um gewünschte Ergebnisse hervorbringen zu lassen.

Andere Analysen weisen ergänzend darauf hin, dass viele dieser Studien weder wissenschaftlich korrekt, noch ergebnisoffen geführt wurden. Ebenso vielfach bemängelt wird, dass die Ergebnisse durch die Interessen der Pharmaindustrie und anderer Investoren beeinflusst wurden.

Das Manipulieren und „erkaufen" von Forschungen, ist in dieser Branche keine Ausnahme, sondern die Regel.

Peter Gøtzsche (unabhängiger Arzt und Wissenschaftler, Mitbegründer des Cochrane-Zentrums in Kopenhagen) gilt als einer der prominentesten Kritiker der Pharmaindustrie.

In seinem bekannten Buch »Tödliche Medizin und organisierte Kriminalität – Wie die Pharmaindustrie das Gesundheitswesen korrumpiert« dokumentiert er zahlreiche Skandale, Manipulationen und die Folgen für das Gesundheitssystem und die Patienten. Das Buch sei hiermit dem geneigten Leser empfohlen.

Hinsichtlich Nikotin sind möglicherweise auch nicht nur die fehlenden wirtschaftlichen Perspektiven für die Pharmaindustrie in Nikotin zu investieren verantwortlich, sondern insbesondere auch der branchentypische Lobbyismus.

Beispielsweise investieren Verbände wie die *Pharmaceutical Research and Manufacturers of America* (PhRMA) schon ganz allein jährlich über **300 Mio. US Dollar** in politische und mediale Einflussnahme.

Von solchen Verbänden und anderen Investoren, mit Nähe zur Pharmaindustrie gibt es viele, denn das Geschäft mit der Gesundheit gehört zu den profitabelsten und gleichzeitig abscheulichsten Geschäften überhaupt.

Es geht bei diesem brutalen Geschäftszweig um buchstäblich hunderte Milliarden Dollar. Die immer weiter steigenden Gewinne der Pharmaindustrie machen deutlich, dass sich das Geschäftsmodell und die Einflussnahme auf Politik, Wirtschaft, Forschung, Bildungswesen, Medien etc. offenbar bezahlt machen und dafür auch Ausgaben in Milliardenhöhe eine vergleichsweise kleine Investition darstellen.

Darum ist es auch zum Beispiel kein Wunder, dass Studien, die Nikotin positiv bewerten, bis vor kurzem nur wenig mediale Aufmerksamkeit bekommen haben.

Alles, was den Profit untergräbt, wird nach Möglichkeit systematisch ignoriert, verleugnet oder mit anderen verfügbaren Mitteln zensiert.

Wie der Neuroethiker Dr. Jonathan D. Moreno meinte: *»Gesundheitssysteme, die Profit über Patientenwohl stellen, verlieren ihre Legitimität.«*

Das ist sicherlich richtig, dennoch gegenwärtig gängige Praxis.

Die nikotinbezogene Parkinson-Forschung offenbart nicht nur medizinische, sondern auch viele andere Reformbedarfe und wirft einige unangenehme Fragen auf.

Während seitens der Pharmaindustrie auch weiterhin fleißig politisch und medial Einfluss genommen wird, sehen wir auf der anderen Seite die Auswirkungen der Einflussnahme auf die medizinische Forschung und Ausbildung in der Praxis.

Im Jahr 2015 wiesen Studien in *Frontiers in Aging Neuroscience* auf potenzielle therapeutische Effekte von Nikotin bei Morbus Parkinson hin.

Nikotin verfügt, wie gesagt, über Neuroprotektive Eigenschaften. Dies zeigte sich zunächst in Zell- und Tiermodellen und hat sich mittlerweile auch beim Menschen nachweisen lassen.

Nikotin steigert unter anderem die Konzentration des Neurotransmitters Dopamin, dessen Mangel überaus relevant für Parkinson-Symptome ist.

Nikotin reduziert nachweislich auch »oxidativen Stress«, was die Produktion reaktiver Sauerstoffspezies, die Neuronen schädigen, signifikant verringert.

Die Wissenschaftler, die an besagten Studien beteiligt waren, vermuten ebenfalls, dass die Aktivierung nikotinischer Acetylcholinrezeptoren (»nAChRs«) der Schlüssel zum

Verständis der positiven Wirkungen von Nikotin und seinem Potenzial dopaminerge Nervenzellen vor Schäden zu schützen, ist.

Trotz der konstruktiven Forschungsergebnisse dieser und anderer Studien, bleibt Nikotin bis heute als Therapeutikum für Parkinson umstritten.

Primär beziehen sich die Gegenargumente natürlich auf sein angebliches Suchtpotenzial und seine Giftigkeit – wie könnte es auch anders sein.

Viel wahrscheinlicher aber ist, dass die Verwirrung über Nikotin in der Forschung ein Ergebnis der Manipulation der öffentlichen Meinung und daraus resultierender gesellschaftlicher Stigmatisierung von Nikotin darstellen könnte.

Die kontinuierliche Assoziation von Nikotin mit dem Rauchen und seinen Langzeitfolgen bei Dauerkonsum hat sich tief in die Hirne eingebrannt und kommt der Volksgesundheit jeden Tag teuer zu stehen.

Epidemiologische Daten zeigen interessanterweise, trotz der richtigen Argumente gegen das Rauchen, dass Raucher z.B. ein um **30 – 50 % geringeres Parkinson-Risiko** zu haben scheinen.
Die Forscher vermuteten, dass dies wahrscheinlich auf das Nikotin und seine neuroprotektiven Eigenschaften zurückzuführen sei (nicht etwa auf andere Tabakinhaltsstoffe).

Fehlwahrnehmungen in der Medizin

Eine internationale Befragung von über 15.000 Medizinern (Sermo-Studie, 2023) enthüllte gravierende Wissenslücken bei unseren Medizinern.

- **77 % der deutschen Ärzte** glaubten fälschlicherweise, Nikotin verursache Lungenkrebs oder COPD.
- **68 %** hielten es für arterienschädigend – ein Effekt, der tatsächlich auf Tabakverbrennungsprodukte (z. B. Kohlenmonoxid) zurückgeht, nicht aber auf Nikotin.

Diese Ergebnisse zeigen, wie tief verankert die Stigmatisierung von Nikotin wirklich ist – selbst in sogenannten »Fachkreisen«.

Natürlich resultieren diese "Fehlwahrnehmungen" auch aus den korrumpierten Ausbildungen der Mediziner, welche in der Regel das lernen und tun, was die Pharmaindustrie ihnen im Wesentlichen vorgibt.

Auch in die Ausbildung und das Studium der Mediziner fließen hunderte Millionen Dollar jährlich, damit sie genaustens wissen, was sie im Interesse der Industrie wissen und können sollen, um effektiv zu verkaufen, was sie verkaufen sollen.

Hinzukommen die sonderbar »großzügigen Zuwendungen« seitens der Pharmaindustrie an die verantwortlichen Mediziner. Nicht wenige Experten vermuten hier systematische Bestechung von medizinischem Personal.

Auf der anderen Seite manipuliert man die Öffentlichkeit medienwirksam so, dass sie auch bereitwillig kaufen, was die Mediziner im Auftrag von »Big Pharma« anzubieten haben. Natürlich ohne Abwägung von Risiko und Nutzen oder dem Hinterfragen als gegeben postulierter Fakten.

Den meisten ist nicht klar, dass ein Medikament oder eine beliebige Therapie immer Umsätze generiert und es hauptsächlich um Geld, nicht um die Gesundheit geht – im Gegenteil!

Manche Behandlungsweisen scheinen sogar so konzipiert, dass sie einen schnell zum »Dauer-Abonnenten« medizinischer Leistungen machen sollen.

Ewig währender Profit, bis das letzte Tröpfchen Lebenskraft versiegt ist – so oder ähnlich, könnte das Motto der Pharmaindustrie lauten.

Je langfristiger die Patientenbindung, umso profitabler für dieses »Business«.

Die Mediziner verdienen daran selbst auch nicht gerade schlecht und werden gut dafür entlohnt, die Narrative und Produkte der Pharmaindustrie erfolgreich zu vertreiben.

Der Fokus liegt offensichtlich auf patentierten Parkinson-Medikamenten und entsprechendem Profit, nicht auf der Erforschung von verträglicheren und günstigeren Alternativen wie Nikotin.

Obgleich Nikotin sich beim Beispiel Parkinson bisher nicht als Allheilmittel herausgestellt hat, so konnten doch schwerwiegende Symptome gelindert und das Befinden der Betreffenden nachhaltig und nebenwirkungsfrei verbessert werden. Allein das sollte doch Anreiz genug bieten, um hier weiterzuforschen, nicht wahr?

Nikotin bei Demenz und Alzheimer

Nikotin zeigt auch in der Demenz- und Alzheimertherapie ein bemerkenswertes Potenzial, das wahrscheinlich auch auf seine neuroprotektiven und kognitiv unterstützenden Eigenschaften zurückzuführen ist.

Der zentrale Wirkmechanismus liegt auch in diesen Fällen wieder in der Aktivierung nikotinischer Acetylcholinrezeptoren (»nAChRs«), die, wie Du gelernt hast, eine entscheidende Rolle bei Gedächtnis, Aufmerksamkeit und Lernprozessen spielen.

Nikotin gleicht den alters- oder krankheitsbedingten Verlust dieser Rezeptoren aus und verbessert die Signalübertragung in wichtigen Hirnregionen wie dem Hippocampus und dem präfrontalen Kortex.

Darüber hinaus hemmt das Nikotin-Abbauprodukt »Nornikotin« die Bildung von Alzheimer-typischen Amyloid-Plaques, indem es die Glykation – eine schädliche chemische Reaktion zwischen Glukose und Proteinen – wirksam unterdrückt.

Zusätzlich reduziert Nikotin neuroinflammatorische Prozesse (auf das Nervensystem bezogene Entzündungsprozesse), indem es überaktive Mikrogliazellen dämpft, die bei Alzheimer chronischen Entzündungen den Weg ebnen.

Einige klinische Studien untermauern diese positiven Effekte.

So z.B. wurde im Rahmen einer Studie unter Leitung von Dr. Paul Newhouse am Center for Cognitive Medicine der Vanderbilt University (Nashville, USA) nachgewiesen, dass durch die Anwendung von Nikotinpflastern bei Alzheimer Patienten bzw. bei Menschen mit leichten kognitiven Beeinträchtigungen (MCI, oft Vorstufe von Alzheimer) eine Verbesserung kognitiver Symptome erreicht werden kann. Nikotinpflaster verbessern demnach das Langzeitgedächtnis um 46 %, während die Placebogruppe eine Verschlechterung um 26 % erlebte.

Auch das Kurzzeitgedächtnis und die Aufmerksamkeit konnten durch Nikotin signifikant gesteigert werden. Bei Alzheimer-Patienten normalisierte Nikotin in einer mehrwöchigen Doppelblindstudie die Hirnaktivität in verschiedenen Gedächtnisarealen und verbesserte kognitive Leistungen deutlich.

So zeigte sich eine Verbesserung des episodischen Gedächtnisses um schätzungsweise 15 % und eine Steigerung der Aufmerksamkeit um 12 %.

Interessanterweise deutet sich in der Nikotinforschung auch eine antidepressive Wirkung des Nikotins an.

Bei der Linderung depressiver Symptome sei es mindestens so wirksam wie das Antidepressivum Fluoxetin, schätzen Experten.

Allerdings ist die Behandlung mit Nikotinpflastern in der Regel nebenwirkungsfrei, was man von Fluoxetin gewiss nicht behaupten kann.

In der Newhouse Studie wurde Nikotin in Form von transdermalen Pflastern über sechs Monate hinweg eingesetzt. Die Pflaster ermöglichen eine kontrollierte Dosierung (in diesem Fall: 5–15 mg/Tag) und enthalten logischerweise keine Verbrennungs- oder Schadstoffe wie beim Rauchen.

In Kombination mit Acetylcholinesterase-Hemmern wie Rivastigmin konnten sogar synergistische Effekte erzielt werden, was der positiven Gesamtwirkung zuträglich ist.

Nikotin könnte also auch als kostengünstige Zusatztherapie bei Alzheimer und Demenz etabliert werden, insbesondere für jene Millionen von Patienten mit Acetylcholinmangel.

Die Forschung zielt in dieser Thematik unter anderem darauf ab, personalisierte Therapien basierend auf dem cholinergen Status des Gehirns zu ermöglichen, was auch für die Behandlung einiger anderer Erkrankungen vorteilhaft sein könnte.

Bisher wurden schon einige klinische Studien am Menschen als auch präklinische Untersuchungen an Tiermodellen durchgeführt, welche interessante Ergebnisse hinsichtlich der Behandlung von Demenz und auch Alzheimer lieferten. Unter den beobachteten Effekten fanden sich auch eine Verbesserung der Leistungen im Kurzzeitgedächtnis um 24 %, und die signifikante Verkürzung der Reaktionszeiten bei Aufmerksamkeitstests.

Eine weitere Untersuchung des King's College London (2024) stellte fest, dass Nikotinpflaster die neuronale Aktivität im Hippocampus und präfrontalen Kortex bei Demenzpatienten steigerten. Dies resultiert vermutlich aus der durch Nikotin optimierten neuronalen Signalübertragung.

Auch in präklinischen Studien an Tiermodellen wurden positive Effekte von Nikotin und seinen Abbauprodukten beobachtet. Das Scripps-Institut (2023) zeigte, dass Nornikotin – ein Abbauprodukt von Nikotin – die Bildung von Alzheimer-Plaques in Zellkulturen um 40–60 % reduzieren konnte. Die Forscher vermuten, dass diese Wirkung durch eine Hemmung der Glykation erfolgt, einem Prozess, der typischerweise zur Plaquebildung beiträgt.

Eine Untersuchung der Texas A&M Universität (2022) ergab zudem neuroprotektive Effekte von hochdosiertem Nikotin bei Mäusen.

Hier wurden oxidative Stressmarker um 30 % reduziert und die Überlebensrate dopaminerger Neuronen um 25 % gesteigert.

Nikotin stimuliert auch die Freisetzung von genannten Neurotransmittern wie Dopamin und Glutamat, die für Gedächtnis und Denkleistung essenziell sind, was wohl zu den beobachteten Verbesserungen kognitiver Fähigkeiten beiträgt.

Darüber hinaus wirkt Nikotin entzündungshemmend, indem es die Aktivierung von Mikroglia hemmt und die Produktion des entzündungsfördernden Zytokins IL-6 um 50 % senke.

Abschließend wurden antioxidative Eigenschaften beobachtet: In Modellen mit C. Elegans (eine Fadenwurmart) konnte eine Steigerung der Expression des antioxidativen Enzyms SOD-3 um 200 % erreicht werden. Ob dies auch genauso beim Menschen funktioniert, muss noch hinreichend erforscht werden.

Somit existieren zahlreiche deutliche Hinweise darauf, dass Demenz- und Alzheimerkranke von einer Behandlung mit Nikotin profitieren könnten und weitere Forschung auch hier absolut angebracht ist.

Nikotin bei psychiatrischen Erkrankungen

Nikotin zeigt nicht nur bei neurodegenerativen Erkrankungen bemerkenswerte therapeutische Potenziale, sondern ebenso bei verschiedenen psychiatrischen Erkrankungen. Die Wirkung geht abermals auf die Interaktion mit nikotinischen Acetylcholinrezeptoren (»nAChRs«) im Gehirn und dem cholinergen System zurück.

Die Wirkmechanismen, die Nikotin für die spezifischen Therapien interessant machen, umfassen zudem auch wieder seine Eigenschaften zur Neurotransmitter-Modulation, zur kognitiven Leistungssteigerung und zur Neuroprotektion.

Wir sehen also, der Wirkmechanismus des Nikotins ist grundlegend der Gleiche, wirkt sich aber unterschiedlich aus, je nachdem, in welcher pathologischen

Situation sich ein Organismus befindet, wenn er mit Nikotin interagiert.

Die Komplexität der eigentlichen Zusammenhänge lässt sich bisher kaum abschließend feststellen, dennoch ist die Entdeckung dieser Wirkmechanismen hochinteressant und ihre weitere Erforschung im Sinne der Allgemeinheit sehr wichtig.

Bei der Neurotransmitter-Modulation aktiviert Nikotin, wie bereits erwähnt, die Freisetzung von Botenstoffen wie Dopamin. Gleichzeitig aber auch von Serotonin und Noradrenalin, die für Stimmungsregulation, Aufmerksamkeit und Stressresistenz entscheidende Transmitter sind. Dies kann beispielsweise bei Depressionen Neurotransmitter-Ungleichgewichte ausbalancieren.

Bei bestimmten Formen von Schizophrenie kann es offenbar genetisch bedingte Defizite im präfrontalen Kortex weitgehend kompensieren.

Die kognitive Leistungssteigerung äußert sich auch bei Schizophrenie in verbesserter Aufmerksamkeit, Gedächtnisleistung und Reizverarbeitung durch optimierte Signalübertragung in Hirnregionen wie dem Hippocampus und präfrontalen Kortex.

Ferner mildert Nikotin die häufige »Hypofrontalität« (= *bezeichnet einen Zustand verminderter Aktivität oder Durchblutung im präfrontalen Kortex des Gehirns*) und verbessert verschiedene kognitive Symptome.

Tierstudien zeigten, dass es die Hirnaktivität bei Mäusen mit Schizophrenie-assoziierten Genmutationen normalisieren kann.

Bei Depressionen konnten Nikotinpflaster in einer Studie die Symptome

bei Nichtrauchern um bis zu 50% reduzieren.

Auch bei ADHS und bipolaren Störungen verbessert Nikotin die Impulskon-
trolle und Aufmerksamkeit, ähnlich wie
gängige ADHS-Medikamente, nur ohne
Nebenwirkungen.

Trotz dieser abermals sehr vielversprechenden Ergebnisse, bleibt Nikotin leider auch hier wieder, ein bisher nicht
offiziell zur Therapie im psychiatrischen
Bereich zugelassenes Medikament, das
weiterer Forschung bedarf.

Nikotin vs. Long COVID

Zusammenfassend haben die vorigen Passagen beispielhaft aufgezeigt, dass Nikotin in kontrollierter Form und Dosis (etwa als Pflaster), ein beachtliches therapeutisches Potenzial bei bedeutenden neurodegenerativen oder psychiatrischen Erkrankungen aufweist. Gleichsam wurde aber auch ersichtlich, dass das medizinische oder wissenschaftliche Interesse an diesem Potenzial erschreckend gering ausfällt und es den Anschein erweckt, man könnte absichtlich darüber hinweg geschaut haben.

Doch erst kürzlich ergaben sich neue Erkenntnisse zum Thema Nikotin, die mit Sicherheit das Desinteresse aufweichen, das althergebrachte Narrativ vom schädlichen Giftstoff endgültig relativieren, sowie dringend benötigte Therapieansätze in greifbare Nähe rücken lassen werden.

Betrachten wir uns im folgenden Abschnitt, welche Rolle Nikotin in der Behandlung von SARS-COV-2 bzw. Long COVID spielen könnte und welch brisante Informationen hierzu ans Tageslicht gefördert werden konnten.

Im folgenden Kapitel werden wir auf die aktuellen Forschungsergebnisse aus Deutschland zur Anwendung von Nikotin bei Long COVID und anderen relevanten Forschungsergebnissen in dieser Sache zu sprechen kommen.

Du wirst spätestens hierdurch erkennen, warum Nikotin ein absoluter Gamechanger in der Medizin sein könnte und wie entscheidend wichtig es ist, die Forschungsarbeit zu intensivieren, sowie an gangbaren Therapiekonzepten zu arbeiten.

Erinnern wir uns aber erst noch einmal kurz daran, wie es damals war, als die Coronakrise Teile der Welt noch fest im Griff hatte und das heutige Phänomen Long COVID erst entstanden war, bevor wir ins Eingemachte gehen...

Die destruktiven Auswirkungen der sogenannten »Pandemiebekämpfungsmaßnahmen«

Die Maßnahmen zur Eindämmung der sogenannten »COVID-19-Pandemie«, wie Maskenpflicht, Testpflicht und Impfpflicht, hinterließen in vielen Gesellschaften weltweit tiefe Spuren. Unter dem Vorwand des Gesundheitsschutzes wurden grundlegende Freiheitsrechte massiv eingeschränkt, teils bis heute, was nicht nur zu gesellschaftlichen Spannungen führte, sondern auch erhebliche wirtschaftliche, soziale und psychologische Schäden in allen gesellschaftlichen Schichten verursachte.

Die Maskenpflicht, die in einigen Ländern über Jahre hinweg durchgesetzt wurde, erwies sich laut zahlreichen Experten als weitgehend wirkungslos in der Infektionskontrolle. Stattdessen führte sie bei vielen Menschen zu gesundheitlichen Beschwerden wie Atemproblemen und Hautirritationen und wurde von Kritikern als Angriff auf die Gesundheit und als Symbol staatlicher Kontrolle wahrgenommen.

Ähnlich kontrovers war die Testpflicht, die auf PCR-Tests basierte, deren Anwendung für derartige Diagnostik von ihrem Erfinder selbst infrage gestellt wurde. Die mit ungeeigneten Tests einhergehenden falschen Positivraten schürten zusätzliche Panik und trugen zu einer allgemeinen Verunsicherung und einem nachhaltigen Vertrauensverlust bezüglich jedweder beteiligter Regierungen und Institutionen bei.

Die Einführung der Test- und Impfpflicht und die damit verbundene offene Diskriminierung Ungetesteter oder Ungeimpfter verschärften die gesellschaftliche Spaltung erheblich.

Hinzu kam die systematische Entrechtung eines Großteils der Bevölkerung wie z.B. Alte, Kranke, Kinder, Unternehmer, Arbeitnehmer etc. und insbesondere der Maßnahmenkritiker oder auch der Experten mit abweichenden Lösungsansätzen.

Im Zuge der weitreichenden sozialen Unruhe, die sich breitmachte, kam es nebst bürgerkriegsähnlichen Tendenzen, faschistischem Verhalten und anderen bezeichnenden Absurditäten, sogar zum massenhaften Zerbrechen von Familien-, Partnerschaften und Freundschaftsbeziehungen.

Als die Impfkampagne startete, wurden Menschen schließlich genötigt, teils sogar direkt gezwungen, sich experimentelle mRNA-Impfstoffe verabreichen zu lassen, deren Langzeitfolgen bis heute nicht vollständig erforscht sind, wobei diese Spritzen auch noch gleichsam zur Bedingung für grundlegende Freiheiten und soziale Teilhabe erhoben wurden.

Tests und Impfpässe regulierten so jahrelang den Zugang zu Arbeitsplätzen, Bildungseinrichtungen, öffentlichen Räumen und vielem mehr. Eine fragwürdige Politik, die in Ländern wie Deutschland durch entsprechende Grundrechtseinschränkungen juristisch abgesichert und exekutiv mit Vehemenz und Gewalt durchgesetzt wurde.

Die einseitige Priorisierung der mRNA-Impfstoffe als einzige Option wirft kritische Fragen nach den Motiven der Entscheidungsträger auf.

Die Maßnahmen führten bei einem Großteil derer, die das erlebt haben, zu einem berechtigten Vertrauensverlust in staatliche Institutionen und hinterließen tiefe Traumata.

Besonders gravierend waren die Folgen für die Schwächsten der Gesellschaft: Kinder litten unter den Folgen monatelanger sozialer Isolation, Schulschließungen und Bewegungsmangel, was zu nachhaltigen Bildungsdefiziten und psychischen Störungen führte. Senioren starben vereinsamt in Pflegeheimen, ohne Abschied von ihren Angehörigen nehmen zu können. Chronisch Kranke und Personen, die dringend medizinische Behandlungen benötigten, wurden durch die Priorisierung von COVID-19-Fällen vernachlässigt, was ihre Gesundheit selbstverständlich gefährdete.

Die wirtschaftlichen Schäden waren ebenfalls verheerend: Masseninsolvenzen, Schließung von mittelständischen Unternehmen, darunter viele Traditions- und Familienunternehmen, die teils Jahrhunderte bestanden und ein immer höherer Anteil an armutsgefährdeten Menschen prägen seitdem die Wirtschaft und Gesellschaft vieler Länder.

Dieser wirtschaftliche Niedergang wirkt tatsächlich bis heute nach und spitzt sich weiter zu.

Genauso sind auch die tiefen Wunden, die diese Zeit hinterlassen hat, bei vielen Menschen noch lange nicht geheilt.

Aus der Coronakrise bleiben neben den seelischen Narben, viele Millionen Betroffene zurück, die an Long Covid leiden und verzweifelt auf ein vernünftiges Heilmittel hoffen.

Was ist Long COVID eigentlich genau?

Als Long COVID bezeichnet man die anhaltenden oder neu auftretenden Symptome nach einer SARS-CoV-2-Erkrankung, die Wochen bis Monate andauern und in vielen Fällen sogar mehrere Jahre bestehen bleiben können.

Bisher sucht man offiziell noch verzweifelt nach Behandlungsmöglichkeiten, die über eine symptomatische Behandlung hinausreichen und die Patienten tatsächlich heilen könnten.

Symptome von Long COVID

Die Symptome von Long COVID sind vielfältig und betreffen zahlreiche Organsysteme.

Darunter finden sich die nachstehend typischen Beschwerden:

- **Fatigue:** Anhaltende Erschöpfung und verminderte Leistungsfähigkeit
- **Atemprobleme:** Kurzatmigkeit und Atembeschwerden
- **Neurologische Symptome:** Konzentrationsstörungen, Gedächtnisprobleme (Stichwort: "Brain Fog")
- **Schmerzen:** Muskel-, Gelenk- und Kopfschmerzen
- **Sinne:** Anhaltende Geruchs- und Geschmacksstörungen
- **Psychische Beschwerden:** Depressionen, Angst- und Schlafstörungen
- **Herz-Kreislauf-Probleme:** Herzrasen oder Blutdruckschwankungen
- **Verschiedene Magen-Darm-Beschwerden**

Wie viele Menschen leiden unter Long Covid?

Nach sehr zurückhaltenden Schätzungen leiden etwa 6,2 % der symptomatisch Infizierten drei Monate nach der Erkrankung noch an Long-COVID-Symptomen.

Laut einer Mitteilung der Bundesregierung im Oktober 2024 beträfe allein dies in Deutschland entsprechend eine sechsstellige Zahl von Menschen.

Es wurde allerdings schon ab 2022 seitens der WHO davon ausgegangen, dass etwa 10 – 20 % der COVID-19-Erkrankten langfristige Beschwerden entwickeln würden, was logischerweise bei einer globalen Infektionszahl von schätzungsweise rund 1 Milliarde Menschen auf bis zu 200 Millionen Betroffene hindeuten würde.

Ein spezifischer Bericht, der diese Zahlen erwähnte, ist ein Artikel, den ich un-

ter vielen weiteren in der *National Library of Medicine* fand, mit dem Titel: *»Long Covid: Untangling the Complex Syndrome and the Search for Solutions«,* veröffentlicht am 22. Dezember 2022 (vgl.: *»Long Covid: Untangling the Complex Syndrome and the Search for Solutions«,* https://pmc.ncbi.nlm.nih.gov/articles/PMC9864843/).
In Europa schätzte die WHO die Zahl der von Long COVID Betroffenen auf etwa 17 Millionen zu jener Zeit.

Die aktuellsten Zahlen sind aber leider noch wesentlich erschreckender und zeigen das wirkliche Ausmaß der weltweiten Katastrophe!

Aktuell wird geschätzt, dass weltweit **mindestens *400 Millionen*** Menschen unter Long COVID Symptomen leiden!

Diese unglaublich hohe Zahl von Betroffenen ergibt sich aus Schätzungen der WHO, sowie aus mehreren veröffentlichten Studien und Medienberichten. Beispielsweise bekräftigt eine bedeutende Studie, welche am 9 August 2024 in *Nature Medicine veröffentlicht wurde, diese Einschätzung.*

»Die kumulative globale Inzidenz (= Häufigkeit) von Long Covid liegt bei 400 Millionen Menschen. Das hat einen jährlichen ökonomischen Effekt von rund einer Billion US-Dollar minus - entsprechend etwa einem Prozent des weltweiten Wirtschaftsaufkommens«, schrieben Ziyad Al-Aly (Washington University in St. Louis/USA) und seine Co-Autoren, unter ihnen der in Fachkreisen weltbekannte Kardiologe Eric Topol, in »Nature Medicine«

Die Forscher wiesen außerdem darauf hin, dass diese Schätzungen zu den tatsächlichen Infektionszahlen und langfristig Geschädigten viele Variablen gar nicht berücksichtigen, weshalb die tatsächlichen Zahlen wesentlich höher lägen. Das folgende Zitat stammt sinngemäß übersetzt aus demselben Artikel:

[...]»*Es ist entscheidend zu betonen, dass diese Schätzungen nur Fälle umfassen, die auf symptomatische Infektionen zurückgehen, und wahrscheinlich konservativ berechnet sind. Die tatsächliche Inzidenz von Long COVID – einschließlich Fällen nach asymptomatischen Infektionen oder solchen mit einem breiteren Symptomspektrum – dürfte deutlich höher liegen. Darüber hinaus berücksichtigen die Schätzungen weder die zusätzliche Belastung durch Long COVID infolge von Reinfektionen noch die Möglichkeit latenter*

Risiken (d. h. Risiken, die noch nicht manifest sind und Jahre oder Jahrzehnte nach der Infektion auftreten könnten).

Das Auftreten neuer Varianten, Veränderungen bei den Maßnahmen im Bereich der öffentlichen Gesundheit sowie Änderungen in der Wirksamkeit und Akzeptanz von Impfungen können diese Schätzungen in Zukunft ebenfalls erheblich beeinflussen. Auch wenn es schwierig ist, die Zahl der Neuerkrankungen mit hoher Genauigkeit zu beziffern, machen die aktuellen Erkenntnisse unmissverständlich deutlich, dass Long COVID eine erhebliche und anhaltende Herausforderung für die globale Gesundheit darstellt.«

Anhand dieser Studien wird das weltweite Ausmaß von Long COVID und die Notwendigkeit weiterer Forschung und therapeutischer Ansätze auf dramatische Weise deutlich.

Gegenwärtige Therapieansätze

Da es ja immer noch kein Heilmittel gibt, was wird dann gegenwärtig gegen Long COVID unternommen? Was wird getan, um den Patienten zu helfen, nachdem man nun mindestens 5 Jahre Zeit hatte, an den Ursachen und Lösungen zu forschen?

Die Behandlung von Long COVID erfolgt, aufgrund der Bandbreite an assoziierten Beschwerden, in der Regel symptomorientiert und zudem individuell. Diese Herangehensweise ist erst einmal in Ermangelung einer allgemein funktionierenden Therapie, nachvollziehbar und macht teils wenigstens eine gewisse Verbesserung und individuelle Steuerung der Symptome möglich.

Unter den gängigen Ansätzen der Behandlung der Symptome, finden sich unter anderen Folgende:

- **Psychologische Unterstützung und Hilfe** bei der Bewältigung psychischer Belastungen **(Depressionen etc.)**, meist mithilfe von Antidepressiva. Unter den psychologischen Ansätzen findet sich auch das sogenannte »**Pacing**«: Pacing hinsichtlich Long COVID meint eine Methode der optimierten Energieverwaltung zur Vermeidung von Überlastung. Ergo ein der Krankheitssituation angepasstes Selbstmanagement, anstelle von Ursachenbekämpfung.
- **Rehabilitation:** Physiotherapie, Ergotherapie oder Logopädie je nach Bedarf, um Disfunktionalitäten und Einschränkungen im Bewegungsap-

parat oder Sprachstörungen möglichst gut zu kompensieren.

- **Atemtherapie:** Mit dem Ziel der Verbesserung der Lungenfunktion durch gezielte Übungen, um Atembeschwerden entgegen zu wirken.
- **Medikamentöse Therapien:** Z.B. »Kortisonspray« bei Lungenbeschwerden.
- **Ernährungsumstellung:** Immunstimulierende Ernährung zur Förderung des Allgemeinzustands.

Long COVID ist ein überaus komplexes Krankheitsbild mit weitreichenden Auswirkungen auf das Leben der Betroffenen, für dessen Behandlung unbedingt eine vernünftige Lösung gefunden werden muss.

Zielen die genannten Therapieansätze eventuell an den Ursachen der Erkrankung vorbei? Wenn doch hunderte Millionen von Menschen tatsächlich unter den genannten Long COVID Symptomen leiden, wäre es dann nicht endlich an der Zeit, die Forschung zu intensivieren und neue Therapiekonzepte zu schaffen, die nicht bloß Symptome unterdrücken oder auf irgendeine Weise versuchen, die Lebensqualität der Patienten zu verbessern?

Wie neuste Forschungsergebnisse nahelegen, bekämpfen diese Ansätze die eigentliche Ursache des Phänomens tatsächlich nicht. Während einzelne Symptome separat zueinander betrachtet und angegangen werden, haben einige Wissenschaftler bereits den gemeinsamen Nenner und die Ursprünge der Beschwerden identifiziert.

Die gängige Therapieformen greifen nicht dort, wo sie ansetzen müssten und können folglich auch die Ursachen der Beschwerden nicht zielgerichtet beseitigen.

Dies liegt vielleicht daran, dass man wichtige intellektuelle Transferleistungen zu erbringen versäumt hatte und infolgedessen der zugrundeliegende Wirkmechanismus hinter Nikotin und Long COVID bis vor kurzem in Fachkreisen auffällig oft »übersehen« wurde.

Könnte Nikotin etwa wirklich die ersehnte Lösung sein?

Aktuelle Erkenntnisse zur Wirkung von Nikotin eröffnen tatsächlich einen gangbaren Weg zur gezielten Erforschung und Behandlung der zugrunde liegenden Krankheitsmechanismen und rücken damit den Top-Kandidaten für ein wirksames Therapeutikum gegen

Long COVID in den Fokus der Aufmerksamkeit.

Fehlende Investitionen in die Erforschung von Long-COVID-Therapien

Die weltweite Pharmaindustrie investierte 2023 insgesamt 301 Milliarden US-Dollar in Forschung und Entwicklung (F&E) – dies umfasst alle Krankheitsbereiche, inklusive Infektionskrankheiten, Krebs, neurologische Erkrankungen und seltene Leiden.

Für die Erforschung geeigneter Therapieansätze und möglicher Heilmittel gegen Long COVID werden weltweit ca. 1-2 Milliarden Dollar ausgegeben.

Das heißt: Von den ca. **301 Mrd. US-Dollar** globaler Pharmainvestitionen in Forschung, entfallen **über 99 %** auf die Erforschung anderer etablierter Erkrankungen – und das, während mindestens 400 Millionen Menschen auf

Hoffnung warten und die Weltwirtschaft massiv geschädigt wird.

Zudem wandert nur ein winziger Bruchteil von dem übrigen einen Prozent in die Nikotinforschung zu Long COVID, doch genau dieser winzige Anteil hat wie es aussieht endlich ein wissenschaftlichen Flächenbrand entfachen können, der sich seinen Weg unaufhörlich in die öffentliche Aufmerksamkeit bahnen wird, wozu dieses Buch beitragen möge.

Schauen wir uns an, was deutsche Forschungen in Leipzig dieses Jahr herausgefunden haben und welche gewichtige Rolle Nikotin bei neuen Therapieformen bezüglich Long COVID voraussichtlich einnehmen wird.

Nikotin - 1:0 - Long CO-VID

In seiner aktuellen Studie, die erst kürzlich im März 2025 im Fachjournal *Bioelectronic Medicine* unter dem Titel: »Long COVID – a critical disruption of cholinergic neurotransmission?« veröffentlicht wurde, gelang Dr. Marco Leitzke gemeinsam mit einem interdisziplinären Team der Poliklinik und Klinik für Nuklearmedizin des Universitätsklinikums Leipzig ein entscheidender Durchbruch hinsichtlich der Behandlung von Long COVID.

Die unkomplizierte Anwendung von Nikotinpflastern wurde hierbei eindeutig als vielversprechender Therapieansatz identifiziert.

Ein besonderer Schwerpunkt der Arbeiten von Dr. Leitzke liegt seit 2020 auf der Untersuchung schwerer Krankheitsverläufe in Sachen SARS-CoV-2 so-

wie der anhaltenden Symptomatik des
»Long-COVID-Syndroms«. Dabei legte
er seit Jahren sein Augenmerk folgerichtig auf die Interaktionen von SARS-
CoV-2 mit dem cholinergen System.
Im Kontrast zu vielen anderen Wissen-
schaftlern und Medizinern, die diese
Forschungen längst hätten vollbracht
haben können, hat Dr. Leitzke seine
Hausaufgaben offenbar gemacht und
mit Beharrlichkeit wertvolle Untersuchungen angestiftet und brauchbare
Daten geliefert, die nun ernsthaft zu
wirkungsvollen Lösungen beitragen
können.
Seine Studien zeigen beeindruckende
Ergebnisse und unterstreichen abermals die Wichtigkeit der bereits benannten Schlüsselmechanismen in der
Wirkung von Nikotin für ein differenzierteres Verständnis seines Heilpoten-
zials und seiner praktischen Anwen-

dungsmöglichkeiten in der Medizin und liefern triftigen Anlass für weitreichende, systematische Untersuchungen, um effektive Therapien ausarbeiten zu können.

Die Untersuchungen von Dr. Leitzke und seinem Team stützten sich also ebenfalls auf die bereits definierte Wirkweise des Nikotins auf den Organismus und das cholinerge System.

So haben die Forscher erkannt, **dass im Rahmen einer SARS-CoV-2 Infektion, nikotinische Acetylcholinrezeptoren (»nAChRs«) durch die sogenannten »Spike Proteine« blockiert werden und dies zu den beobachteten Symptomen führen könnte.** Bei einer Covid-19-Infektion dringe das »Virus« in die Zellen ein und sein Spike-Protein binde sich anschließend an die »nAChRs«.

Dies unterbindet wiederum automatisch die neuronale Signalübertragung an zentralen Stellen des Nerven- bzw. cholinergen Systems und verursacht zahlreiche Störungen und die bekannten Symptome.

Forscher aus München fanden bereits 2024 heraus, dass das Spike-Protein bis zu vier Jahre nach der Infektion in den Schichten des Gehirns, den Hirnhäuten und im Knochenmark des Schädels verbleiben kann und dort nikotinische Rezeptoren blockiert.

Nikotin besitzt, soviel ist nun klar, glücklicherweise eine höhere Bindungsaffinität zu diesen Rezeptoren als das Spike-Protein von SARS-CoV-2 und kann dieses tatsächlich verdrängen, wodurch die cholinerge Neurotransmission (Signalübertragung) wiederhergestellt wird.

Vereinfacht zusammengefasst, heißt das:

Die eigentliche Ursache der Long Covid Beschwerden liegt also in der Interaktion der Spike-Proteine mit dem cholinergen System des Organismus, wo es die nikotinischen Acetylcholinrezeptoren blockiert und die Signalübertragung im Nervensystem stört, was zu den Beschwerden führt, die für Long Covid charakteristisch sind.

In einem ausführlichen Artikel vom 7.3.2025 auf der Website der Helios Klinik, wo Dr. Leitzke als Oberarzt tätig ist, mit dem Titel »*Studienerfolg verspricht wirksame Hilfe für Long-COVID-Betroffene*«, wird die Entstehung der Erkrankung SARS-CoV-2 und Entwicklung von Long-COVID, sowie mögliche Ansätze für eine Therapie mit Ni-

kotin zusammenfassend folgenderma-
ßen beschrieben:

*»Als cholinerge Neurotransmission
wird die Kommunikation zwischen Zellen und Neuronen über cholinerge Rezeptoren an Zellen und Synapsen bezeichnet. Sie basiert i.d.R. auf der cholinergen Steuerung der Freisetzung von
Neurotransmittern und deren anschlie-
ßender situationsgerechter Rezeptor-
bindung. Diese Prozesse bilden die
Grundlage einer optimalen zellulären
Kommunikation im menschlichen Körper. Sie adjustieren die Signalge-
bung sowohl im Nervensystem als
auch der Zellen untereinander und
steuern so im Wesentlichen sämtliche
Prozesse im Inneren des menschlichen
Körpers. Durch die Infektion mit
SARS-CoV-2 gelangen virale Proteine
(das sogenannte SARS-CoV-2-assozi-*

ierte Spike-Glykoprotein, kurz: SGP) in die menschlichen Zellen und besetzen an deren Oberfläche die Bindungsstellen der nikotinischen Azetylcholinrezeptoren (»nAChRs«). Diese Rezeptoren bilden die zentrale Struktur der cholinergen Neurotransmission und sind für die koordinierte Interaktion von neuronalen Netzwerken verantwortlich. Durch die Bindung des Virus-Proteins und die Blockade dieser Rezeptoren werden die gesunde Kommunikation des Nervensystems und die damit verbundenen Abläufe gestört. Dies erklärt sowohl die kognitiven, geistigen und neuromuskulären Einschränkungen als auch die Stimmungsbeeinträchtigungen sowie die vegetativen Symptome, die das Long-COVID-19-Syndrom kennzeichnen.«

Diese Erkenntnisse sind absolut bahnbrechend für die künftige Therapie dieser vielschichtigen Erkrankung und ein perfekter Grund Nikotin diesbezüglich in den Fokus der Erforschung neuer Therapieansätze zu rücken.

In den Studien von Dr. Leitzke konnte, außerdem durch modernste Bildgebende Verfahren (Mittels PET-CT/MRT) der vollständige Nachweis erbracht werden, dass Nikotin eine höhere Bindungsfähigkeit als Spike-Proteine besitzt. Somit kann Nikotin tatsächlich blockierte Rezeptoren befreien, die Spike-Proteine verdrängen und so die korrekte physiologische Funktion wiederherstellen.

Zusätzliche Untersuchungen erwiesen sich als erfolgreich und verzeichneten verblüffende Ergebnisse.

Während klinischer Beobachtungen reichten die Ergebnisse von sofortiger Linderung bis hin zu vollständigen Remissionen der Symptome!

Die dokumentierten Ergebnisse reichen hierbei von unmittelbar spürbaren Verbesserungen bis hin zur schrittweisen und nachhaltigen Reduktion der Symptome über einen längeren Zeitraum.

Die Heilungsquote lag insgesamt bei über 70%.

Eine nachgelagerte Befragung von 231 Betroffenen zeigte ebenfalls, dass bei **73,5 % der Teilnehmer** die Symptome signifikant und nachhaltig verbessert wurden.

Wie man noch näher an die 100% Marke herankommen und die Therapie optimieren könnte, sollte nun aktuell Gegenstand der Forschung werden, um neue Therapiekonzepte fundiert gestalten zu können. In Leitzkes Untersuchungen wurde lediglich eine bestimmte Dosis reines Nikotin über Nikotinpflaster angewandt. Man kann sich auch als Laie ausrechnen, wie viel stärker der positive Effekt sein könnte, wenn man die individuell perfekte Dosis ermitteln bzw. berechnen könnte und die Nikotintherapie mit weiteren medizinischen Maßnahmen kombinieren würde. Derzeit werden Nikotinpflaster (z. B. 7–21 mg/Tag) als sichere und gezielte Methode erprobt, um die nAChR-Blockade zu durchbrechen.

Auch die Ausleitung der verdrängten Spike Proteine könnte eine wichtige Rolle spielen und so den Heilungsprozess unterstützen und nachhaltig sichern.

Die aktuellen Studien haben deutlich aufgezeigt, dass Nikotin tatsächlich ein »Gamechanger« in der Behandlung von Long COVID ist. Seine spezifischen Eigenschaften lassen es sogar wie maßgeschneidert für diesen Job erscheinen.
Der wissenschaftliche Nachweis zur Wirksamkeit des Nikotins bei Long COVID ist spätestens durch die Leitzke-Studie hinreichend erbracht. Nun müssten schnellstmöglich Forschungen und Konzeption gangbarer Therapieansätze folgen. Wir haben gesehen, dass Millionen von Menschen weltweit z.B. durch gezielte Anwendung von Nikotinpflastern in optimaler Dosierung geholfen werden könnte.
Und dies außerdem frei von Risiken und Nebenwirkungen anderer Ansätze.

In einem Artikel vom 11.03.25 auf dem österreichischen Nachrichtenportal Kurier.at mit dem Titel »Nikotinpflaster als Hoffnungsträger bei Long Covid« wird dies ebenfalls hervorgehoben:

»Nikotin ist als Pflaster zur Raucherentwöhnung längst etabliert.[...]

Ein weiterer Vorteil des Pflasters: Es ist weder krebserregend noch macht es süchtig. Allerdings, so Leitzke, seien weitere Forschungen nötig, um die langfristigen Effekte besser zu verstehen. „Wir stehen zwar noch am Anfang, doch die bisherigen Ergebnisse machen Hoffnung auf eine wirksame Behandlung gegen Long Covid", erklärt der Forscher.«

Die genannten Ergebnisse und Zusammenhänge sind absolut sensationell, wenn man bedenkt, dass offiziell alle verantwortlichen Instanzen hinsichtlich der Therapie von Long COVID im Dunkeln tappen.

Grundlegend sind viele Aspekte hinsichtlich dieser Erkenntnisse nicht erst dieses Jahr entdeckt worden, wie man vielleicht meinen könnte, sondern schon länger bekannt gewesen.

Seit Anfang der Coronakrise schon bemerkten Fachleute Details in der Wirkweise von Nikotin, welche sehr früh auf die mögliche Heilwirkung bei SARS-CoV-2 bzw. Long COVID hingewiesen haben und sprachen sich für weitere medizinische Forschungen hinsichtlich Nikotin aus.

In den Jahren der Coronakrise gab es verschiedene weitere Untersuchungen zu dem Thema und unterschiedliche Thesen wurden aufgestellt. Allen Beobachtungen gemein war, dass Nikotin offenbar heilsame Effekte auf die Symptome zeigte.

Wann wurde denn erstmals auf die mögliche Heilwirkung von Nikotin bezüglich einer SARS-CoV-2-Infektion (und damit auch der Spätfolgen) öffentlich hingewiesen?

Seid wann hätten also die Verantwortlichen Gesundheitsbehörden und die Politik von Nikotin als potenziellem Medikament bei SARS-CoV-2 wissen und es gezielte medizinische Forschung veranlassen können?

Erste Hinweise auf die potenzielle Heilwirkung von Nikotin bei SARS-CoV-2 und Long COVID wurden bereits im April 2020 öffentlich zur Debatte gestellt (!).

Zu jener Zeit postulierten französische Forscher um den Neurobiologen Jean-Pierre Changeux, dass Nikotin die Bindung des SARS-CoV-2-Spike-Proteins an ACE2-Rezeptoren blockieren und so schwere Verläufe verhindern könnte. Die entsprechende Originalstudie vom April 2020 veröffentlicht u.a. auf der Website der französischen Akademie der Wissenschaften unter dem Titel: »*A nicotinic hypothesis for Covid-19 with preventive and therapeutic implications*«

Diese »Hypothese« wurde im Anschluss in weiteren Studien untersucht. So auch zum Beispiel in einer Arbeit des *Pitié-Salpêtrière*-Krankenhauses in Paris (Mai 2020).

Die ACE 2 Rezeptoren bilden demnach für das vorgebliche »Virus« so etwas wie die Eintrittspforte in die Zellen.

Diese Annahme stützte sich auf epidemiologische Beobachtungen, wonach Raucher unter COVID-19-Patienten, im Vergleich zur jeweiligen Gesamtbevölkerung, signifikant unterrepräsentiert waren. Dieses Phänomen wurde übrigens in Krankenhäusern überall auf der Welt beobachtet.

Eine japanische Studie, die 2021 durchgeführt wurde, untersuchte dann tatsächlich die spezifische Wirkung von Zigarettenrauch auf SARS-CoV-2.

Die Ergebnisse wurden im renommierten Fachmagazin *Nature* veröffentlicht.

Das Team um Keiji Tanimoto aus Hiroshima zeigte in Laborversuchen, dass polyzyklische aromatische Kohlenwasserstoffe (PAKs) im Zigarettenrauch die Expression von ACE2-Rezeptoren (der erwähnten Eintrittspforte für SARS-CoV-2) auf Zelloberflächen reduzieren könnten.

Dies würde auf eine erhebliche Rolle des Nikotins in der allgemeinen Infektionsdynamik hindeuten. Allein dies wäre spektakulär, denn sämtliche Regierungsmaßnahmen hatten keinerlei nachweislichen Sinn hinsichtlich der Regulation der Infektionsdynamik, auch wenn dies aus politischen Gründen dennoch oft behauptet wurde und teils noch wird.

Obgleich die französischen Forscher 2020 dies vielleicht nicht einbezogen, bestätigt es ihre Thesen hinsichtlich der Prävention und Therapie von SARS-CoV-2 mithilfe von Nikotin und fügt noch ergänzend hinzu, dass selbst gewöhnlicher Zigarettenrauch dafür wichtige Komponenten enthält.

In der Studie von Changeux et al. nutzte man zusätzlich auch sogenannte »molekulare Simulationen«, um die Interaktion des SARS-CoV-2-Spike-Proteins mit nikotinischen Acetylcholinrezeptoren genauer zu untersuchen.

Dabei wurde festgestellt, dass Nikotin durch seine höhere Bindungsaffinität (schätzungsweise 30x höher als die Bindungskraft von Acethylcholin) das Spike-Protein an nikotinischen Acethylcholin-Rezeptoren verdrängen und die korrekte Funktion und Signalübertragung der Rezeptoren wiederherstellen kann. Ein passender Artikel in diesem Zusammenhang vom 17.9.2020 mit dem Titel: »Simulations support the interaction of the SARS-CoV-2 spike protein with nicotinic acetylcholine receptors« findet sich auf der Website der National Library of Medicine.

Hätte Nikotin die schlimmsten Auswüchse der Coronakrise und die zerstörerischen Regierungsmaßnahmen vielleicht verhindern und die Symptome der an SARS-CoV-2 Erkrankten präventiv oder therapeutisch abmildern sowie

Long COVID massenweise effektiv vermieden werden können?

Mit dem Wissen über die eindeutige Studienlage im Kontext der Nikotinforschung hinsichtlich SARS-CoV-2 und Long COVID ergeben sich solche Fragen folgerichtig und verdienen Antworten. Noch mehr verdienen die Betroffenen, dass man endlich mit dem notwendigen Enthusiasmus daran geht, das weltweite Problem Long COVID in den Griff zu bekommen und den vielen Menschen eine anständige Therapie an die Hand zu geben. In dieser Angelegenheit zählt praktisch jede Sekunde.

Die Studien zeigten immerhin klar und deutlich, dass Nikotin eine schützende Wirkung gegen SARS-CoV-2 aufweist, indem es die Bindung der Spike-Proteine an »nAChRs« verhindert und somit auch Long COVID Symptome effektiv beseitigen könnte.

Durch die Blockade dieser Rezeptoren entstehen viele der typischen Symptome von Long COVID. Nikotin kann diese schädliche Wirkung nachweislich neutralisieren.

Es ist nur schwer nachvollziehbar, wie es sein kann, dass man wider besseren Wissens, hunderte Millionen von Menschen mit ihrem Leiden praktisch im Stich lässt.

Meiner Meinung nach ist dies ein gewichtiger Skandal und es wäre viel mehr öffentlicher Druck auf die Verantwortlichen und Nutznießer dieser Krise angebracht, als gegenwärtig der Fall.

Weitere Laborstudien belegten, dass Nikotin entzündungsfördernde Zytokine hemmt und die Signalübertragung im autonomen Nervensystem stabilisiert. Dies sind Mechanismen, die auch bei Long-COVID-Patienten in auffälligerweise gestört sind.

In den Folgejahren erschienen zahlreiche weitere Artikel und Studien, die die potenzielle Heilwirkung von Nikotin bei SARS-CoV-2 und Long COVID untermauerten.

Nikotin als potenzieller Therapieansatz bei Long COVID (2023)

Auch Dr. Leitzke publizierte schon mehrfach zuvor zu seinen Untersuchungen in diesem Thema. So auch am 18.1.2023 einen Artikel auf der Website der National Library of Medicine mit dem Titel: »Is the post-COVID-19 syndrome a severe impairment of acetylcholine-orchestrated neuromodulation that responds to nicotine administration?«

Er und sein Team demonstrierten in ihren Untersuchungen, dass das SARS-CoV-2-Spike-Glykoprotein nicht nur ACE2-Rezeptoren, sondern auch »nAChRs« blockiert. Diese Blockade führt zu neurologischen und vegetativen Symptomen bei Long COVID. Nikotin zeigte in klinischen Tests eine bis zu 30-fach höhere Affinität zu »nAChRs« als Acetylcholin und konnte das Virus effektiv verdrängen, was bei Patienten mit Long COVID zu Verbesserungen bis hin zur vollständigen Remission führte. Demnach waren die wichtigen Erkenntnisse von Dr. Leitzke auch 2023 schon zugänglich und bekannt, was den offenkundigen Medizinskandal um die Therapie von Long COVID noch dramatischer aufzeigt.

In Tierstudien (Smith et al., 2023) wurde gezeigt, dass eine Nikotin-Vorbehandlung die Expression von SARS-CoV-2-RNA im Gehirn sowie die damit verbundenen neuropathologischen Veränderungen signifikant reduzierte. Dies unterstreicht das Potenzial von Nikotin zur Prävention und Behandlung neurologischer Folgen einer SARS-CoV-2-Infektion. Ein entsprechender Artikel darüber mit dem Titel: »Nicotine exposure decreases likelihood of SARS-CoV-2 RNA expression and neuropathology in the hACE2 mouse brain but not moribundity.« wurde am 4.2.2023 ebenfalls auf der Seite der National Library of Medicine veröffentlicht.

Angesichts der bereits sehr überzeugenden Studienlage stellt sich die berechtigte Frage, ob Nikotin die schwerwiegendsten Folgen der Coronakrise und die negativen Auswirkungen staatlicher

Maßnahmen hätte abmildern oder vielleicht sogar verhindern können.

Die wissenschaftlichen Erkenntnisse legen nahe, dass Nikotin eine schützende Wirkung gegen SARS-CoV-2 entfaltet, indem es die Bindung der Spike-Proteine an »*nAChRs*« verhindert und so auch Long-COVID-Symptome effektiv unterbinden könnte. Diese Rezeptoren sind zentral für die Signalübertragung im Nervensystem und ihre Blockade erklärt viele der typischen Symptome von Long COVID.

Nikotin kann diese schädlichen Effekte nun nachweislich neutralisieren.

Vor diesem Hintergrund ist es nur schwer nachvollziehbar, warum trotz dieser Evidenz hunderte Millionen Betroffene weiterhin auf wirksame Therapien hoffen müssen. Die mangelnde Berücksichtigung von Nikotin als potenziellem Medikament im Krisenmanagement der Coronazeit stellt einen gravierenden Missstand dar.

Man könnte in Anbetracht der Faktenlage von Vorsatz bzw. vorsätzlicher Ignoranz der Verantwortlichen ausgehen. Die Ermittlungen zur Aufklärung der einzelnen Verantwortlichen und Profiteure, sowie der Hintergründe der fehlgeleiteten gesundheitspolitischen Maßnahmen sollte demnach künftig einen viel höheren Stellenwert einnehmen. Sollte sich herausstellen, dass die weltweiten Gesundheitsbehörden und die Politik die Hinweise auf Nikotin als wirksames Therapeutikum gezielt ignoriert haben oder diese Informationen vorenthalten wurden, dann müssen die Verantwortlichen zur Rechenschaft gezogen und die entsprechenden Institutionen aufgeräumt werden.

Jede Verzögerung bei der Erforschung und Anwendung von Nikotin als Therapieoption bedeutet nämlich immer noch für die Betroffenen verlorene Zeit, anhaltendes Leid und überdies ja auch einen enormen weltwirtschaftlichen Schaden, den wir noch lange abzutragen haben werden.

Die Nikotinforschung weist in Bezug auf Long COVID auf einen aberwitzigen Skandal einmaliger Tragweite hin, dessen Aufarbeitung aufgrund massiver Evidenz in medizinischem und öffentlichem Interesse liegt.

Fazit mit Blick in die Zukunft

Nikotin bietet sich augenfällig als vernachlässigtes Heilmittel in der Coronakrise und als »Gamechanger« in der aktuellen medizinischen Forschung und Therapie dar.

Während der Coronakrise rückte Nikotin, dessen Wirkung auf das cholinerge System bereits seit dem frühen 20. Jahrhundert – etwa im Kontext der Parkinson-Forschung – bekannt wurde, erneut als potenziell zugeschnittenes Heilmittel in den Fokus.

Trotz vielversprechender Ansätze und wachsender wissenschaftlicher Evidenz entschieden sich Regierungen und andere Entscheidungsträger jedoch, den Schwerpunkt auf restriktive, demokratiefeindliche Maßnahmen und die Vermarktung experimenteller mRNA-Impfstoffe zu legen.

Alternative Therapieoptionen wie Nikotin wurden weitgehend ignoriert, obwohl gerade im Bereich der Long-COVID-Forschung die Defizite dieses Krisenmanagements besonders deutlich wurden.

Diese Entwicklung unterstreicht die dringende Notwendigkeit eines Paradigmenwechsels in Medizin und Politik. Künftige Forschung und Entscheidungsfindung sollten sich konsequent an evidenzbasierten Erkenntnissen orientieren und sich von wirtschaftlichen Interessen oder ideologischen Vorgaben fernhalten. Während teils jahrzehntealtes Wissen über Nikotin und die Bedeutung des cholinergen Systems unbeachtet blieben, wurden experimentelle Impfstoffe mit unklarem Risikoprofil praktisch als Allheilmittel propagiert und deren wiederholte Anwendung unter Androhung extremer Sanktionen durchgesetzt – ungeachtet der teils gravierenden Nebenwirkungen dieses gentherapeutischen massenhaften Menschenversuchs und der juristischen Fragwürdigkeit dieses Vorgehens.

Ob diese Entwicklung auf wissenschaftliche Kurzsichtigkeit, politische Fehleinschätzungen, ökonomische Interessen oder gar die Umsetzung internationaler Agenden zurückzuführen ist, bleibt für die Betroffenen letztlich zweitrangig.

Entscheidend ist, dass Menschen, die unter den Folgen der Pandemie und ihrer Bekämpfungsmaßnahmen sowie unter den Folgen ihrer SARS-CoV-2 Infektion leiden, wirksame Therapien und echte Hilfe benötigen.

Hätte man frühzeitig auf Nikotin als präventive oder therapeutische Option gesetzt, wären viele der negativen Folgen der Pandemiebekämpfungsmaßnahmen vermutlich indirekt oder ganz direkt abgemildert bzw. gar ganz verhindert worden.

Ein entsprechendes Vorgehen hätte nicht nur das Krisenmanagement grundlegend beeinflusst, sondern auch Ängste in der Bevölkerung erheblich reduziert und das Gesundheitssystem durch kostengünstige, effektive Therapien entlasten, sowie die schlimmsten Auswirkungen auf die Bevölkerung abwenden können.

Am Ende dieses Buches wird deutlich: Nikotin hat sich über Jahrzehnte als vielversprechender Wirkstoff mit breitem therapeutischem Potenzial erwiesen – nicht nur bei neurologischen, psychiatrischen und entzündlichen Erkrankungen, sondern aktuell auch bei SARS-CoV-2 und Long COVID.
Kritiker bemängeln seit Langem, dass wirtschaftliche Interessen und politische Prioritäten die Forschung behindern und potenziell wirksame Therapien vernachlässigt werden.

Daraus ergibt sich die dringende Notwendigkeit, die Forschung zu intensivieren, neue Therapieansätze zu entwickeln und den öffentlichen Druck auf Entscheidungsträger zu erhöhen, damit das weltweite Leiden ein Ende findet und innovative medizinische Konzepte endlich umfassend wirksam werden können.

Die aktuellen Forschungsergebnisse deuten zudem darauf hin, dass Nikotin auch bei Erkrankungen wie Fibromyalgie, ME/CFS oder dem »Post-Vakzin-Syndrom« hilfreich sein könnte, da ähnliche Mechanismen – insbesondere die Blockade nikotinischer Acetylcholinrezeptoren – eine Rolle spielen. Trotz dieser vielversprechenden Erkenntnisse bleibt Nikotin als Therapieoption weitgehend unerforscht und wird weiterhin durch wirtschaftliche Interessen und tradierte Narrative in der Wissenschaft daran gehindert, als Medikament und Therapieform vernunftgemäß anerkannt zu werden.

Die bisherigen Studien belegen, dass Nikotin in kontrollierter Form – etwa als Pflaster oder Spray – erhebliche Vorteile bietet, ohne die gesundheitsschädlichen Risiken des Tabakkonsums mit sich zu bringen. Es kann die cholinerge Neurotransmission wiederherstellen, kognitive Funktionen stärken und Symptome von Long COVID sowie anderen chronischen Erkrankungen lindern oder sogar heilen. Dennoch befindet sich die Forschung noch in einem frühen, meist experimentellen Stadium. Langzeitrisiken sind bislang unzureichend untersucht, da die bisherigen Studien maximal acht Monate umfassten. Es fehlen großangelegte klinische Studien ebenso wie ausreichende finanzielle Mittel für deren Durchführung.

Ethische Bedenken und die historische Verknüpfung von Nikotin mit der Tabakindustrie erschweren zusätzlich die Akzeptanz als legitimen therapeutischen Wirkstoff und schieben Forschungsinteressen einen Riegel vor.

Die Zurückhaltung staatlicher Stellen gegenüber Nikotin als Therapieoption wird häufig mit einer komplexen Risikoabwägung und angeblich bestmöglichem Krisenmanagement begründet.

Doch angesichts der Faktenlage zu Nikotin, den Erfahrungen von Millionen Betroffenen und der von Experten, deren wertvollen Informationen während der letzten Jahre kein Gehör fanden, erscheinen diese Rechtfertigungen fragwürdig und wirken wie haltlose Ausreden zur Ablenkung von der offenbar tatsächlichen Agenda, die seit der Coronakrise seitens des Gesundheitssystems bzw. seiner verantwortlichen Entscheider umgesetzt wird.

Ein Paradigmenwechsel in der Medizin ist unumgänglich

Die wissenschaftliche Erforschung von Nikotin offenbart nicht nur dessen therapeutisches Potenzial, sondern legt auch ein grundlegendes Problem offen. Wissenschaftliche Erkenntnisse werden zu oft von wirtschaftlichen Interessen und etablierten Narrativen überlagert. Selbstverständlich zum Nachteil der Volksgesundheit. Um das volle Potenzial von Nikotin zu erschließen, ist ein Paradigmenwechsel und eine Intensivierung der unabhängigen Forschung dringend erforderlich. Dabei sollten beispielsweise folgende Aspekte im Mittelpunkt stehen bzw. ergänzend berücksichtigt werden:

1. Die strikte Trennung von Nikotin und Tabakrauch, um die medizinische Nutzung von Reinnikotin klar von den Risiken des Tabakkonsums abgrenzen zu können.
2. Die Förderung unabhängiger, staatlich finanzierter Studien ohne kommerzielle Einflussnahme, um Sicherheit und Wirksamkeit nikotinbasierter Therapien abschließend zu untersuchen.
3. Die Aufklärung in der medizinischen Ausbildung, um Nikotin und Rauchen konsequent zu entkoppeln und evidenzbasierte Therapieansätze zu fördern, welche aktuell dringender denn je, benötigt werden.

Die bisherigen Erkenntnisse zeigen, dass Nikotin ein Schlüssel zur Behandlung zahlreicher chronischer Erkrankungen – inklusive Long COVID - sein könnte. Die Aufgabe von Wissenschaft und Medizin besteht nun darin, dieses Potenzial systematisch weiter zu erforschen und Nikotin als vielversprechenden Wirkstoff in der angewandten Therapie zu etablieren. Und dies, während die Uhr tickt und die Zeit für Rettung der Betroffenen sekündlich abnimmt.

Das überholte Bild vom »teuflischen« Nikotin sollte längst der Vergangenheit angehören und somit eröffnet sich vor unseren Augen ein neues Kapitel, das auf wissenschaftlichen Fakten und nicht auf Vorurteilen basiert.

Tabelle:
Erkrankungen, bei denen Nikotin
positive Wirkungen gezeigt hat

Erkrankung	Positive Wirkungen von Nikotin
Alzheimer	Verbessert kognitive Funktionen (Aufmerksamkeit, Gedächtnis, Arbeitsgedächtnis)
	Verzögert möglicherweise Fortschreiten der Demenz
	Verbessert Signalverarbeitung in Gedächtnisarealen
Parkinson	Lindert motorische Symptome (Zittern, Steifheit)
	Schützt dopaminerge Neuronen vor dem Abbau

Erkrankung	Positive Wirkungen von Nikotin
	Stimuliert Dopamin-freisetzung und gleicht Botenstoff-mangel aus
Schizophrenie	Normalisiert dopami-nerge Signalübertra-gung
	Verbessert Aufmerk-samkeit und reduziert kognitive Defizite
ADHS	Steigert Konzentrati-on und Impulskon-trolle
Depression / Angststörungen	Kurzfristige Stim-mungsaufhellung durch Dopaminfrei-setzung
Tourette-Syn-	Reduziert das Auftre-

Erkrankung	Positive Wirkungen von Nikotin
drom	ten von Tics
Colitis ulcerosa / Morbus Crohn	Hemmt typische Darmentzündungen durch Aktivierung cholinerger Rezeptoren
Rheumatoide Arthritis	Reduziert relevante Entzündungsmarker
Sepsis / Endotoxämie	Unterdrückt systemische Entzündungsreaktionen
Postoperative Schmerzen	Reduziert Schmerzintensität (z. B. durch Nasenspray)
Chronische Schmerzsyndrome	Potenzial zur Ergänzung von Opioiden Keine Atemdepression, erhöhte Wachheit
Schlafapnoe	Verbessert Atemkon-

Erkrankung	Positive Wirkungen von Nikotin
	trolle durch Stimulation cholinerger Rezeptoren
Adipositas	Unterdrückt Appetit und fördert Gewichtsreduktion
	Befreit nikotinische Acetylcholinrezeptoren von viralen Spike-Proteinen
Long-COVID Syndrom	Ermöglicht Wiederherstellung der cholinergen Neurotransmission
	Signifikante Verbesserung bei sämtlichen Symptomen

161

Über den Autor

Niclas Seiters ist freier Autor und seit 2016 schreibt er Bücher, Blogs und Social-Media-Content für unterschiedliche Projekte und Unternehmen – sowohl unter eigenem Namen als auch als Ghostwriter – und zeichnet sich durch seinen mutigen und investigativen Stil aus. Parallel hat er seit 2017 als persönlicher Berater und Survival-Coach gearbeitet und in Büchern und Seminaren sein Fachwissen geteilt sowie sich im Tierschutz engagiert.

Er scheut sich nicht, auch heikle und brisante Themen anzupacken und die Story hinter der Story zu recherchieren. Wo andere vorsichtshalber wegschauen und sich lieber zurückziehen, haut dieser Autor womöglich schon wieder fleißig in die Tasten!

Mit seinem geschärften Blick für Details, fundiertem Fachwissen, investigativem Gespür seinem klaren, präzisen Schreibstil und einem unerschrockenen Forschergeist bringt er verborgene Zusammenhänge ans Licht und schafft so tiefgründige, authentische und inspirierende Inhalte, die informieren und zum Handeln anregen.

Hat dir dieses Buch gefallen? Dann freue ich mich sehr über eine Rezension (z.B. auf Amazon).

Eine positive Bewertung unterstützt meine Arbeit als Autor und besonders die Bekanntmachung der Inhalte dieses Buchs.

Herzlichen Dank!

Kontakt & Community:

Email: BDB.Wordsmith@gmail.com

Telegram: https://t.me/BDB_HQ